Astrid Kellenbenz
Susanne Henkel

Coaching? Ja, aber richtig!

Von Luftschlössern, Wirkung und echter Veränderung

VANDENHOECK & RUPRECHT

Bibliografische Information der Deutschen Nationalbibliothek:
Die Deutsche Nationalbibliothek verzeichnet diese Publikation in der Deutschen Nationalbibliografie; detaillierte bibliografische Daten sind im Internet über https://dnb.de abrufbar.

Koninklijke Brill BV umfasst die Imprints Brill, Brill Nijhoff, Brill Schöningh, Brill Fink, Brill mentis, Brill Wageningen Academic, Vandenhoeck & Ruprecht, Böhlau und V&R unipress

Umschlagabbildung: KI-generiert mit Gemini

Satz: SchwabScantechnik, Göttingen
Druck und Bindung: CPI books, Leck
Printed in the EU

Vandenhoeck & Ruprecht Verlage | www.vandenhoeck-ruprecht-verlage.com
E-Mail: info@v-r.de

ISBN 978-3-525-46308-6 (print)
ISBN 978-3-647-46308-7 (digital) | ISBN 978-3-666-46308-2 (eLibrary)

Inhalt

Einleitung

Coaching ist in aller Munde. Immer mehr Menschen suchen Unterstützung, um Klarheit zu gewinnen, Veränderungen anzugehen oder ihr Potenzial zu entfalten. Doch mit dem Boom des Coaching-Marktes wächst auch die Intransparenz. Während es viele seriöse, qualifizierte Coaches[1] gibt, die ihre Klient:innen professionell begleiten, existiert leider auch eine andere Seite: die der von uns so genannten »Guru-Coaches«. Diese selbsternannten »Erleuchteten« versprechen schnelle Transformationen, grenzenlosen Erfolg oder ein vollkommen neues Ich – natürlich gegen hohe Summen. Sie erschaffen eine Abhängigkeit, anstatt Menschen in ihre Selbstwirksamkeit zu führen. Und wenn das »Coaching« nicht wirkt? Dann liegt die Schuld nicht etwa an der Methode oder am Coach, sondern am Coachee (Bezeichnung für Klient:innen in einem Coaching) selbst: »Du hast nicht genug gewollt. Du hast nicht genug investiert.« Für viele Menschen, die sich an solche Anbieter wenden, ist das verheerend. Ihr seelischer Zustand verschlechtert sich, weil sie nicht nur mit ihren ursprünglichen Herausforderungen kämpfen, sondern nun auch mit dem Gefühl, versagt zu haben. Und wenn sie aussteigen wollen? Dann werden sie fallen gelassen – denn ihr Wert bestand nur in ihrer Zahlungsbereitschaft.

Diese problematischen Angebote sind kein Randphänomen. Laut dem Coaching-Report 2022 hat sich die Zahl der Coaches in Deutschland in den letzten zehn Jahren mehr als verdoppelt – bei gleichzeitig sehr unterschiedlichen Qualifikationsniveaus (Rauen

1 Hinweis zur Verwendung der Sprache: Sprache schafft Realität und prägt unser Denken. Aus diesem Bewusstsein heraus verwenden wir in diesem Buch überwiegend das generische Femininum (die Coach, die Klientin). An manchen Stellen wechseln wir bewusst zwischen den Geschlechtern, um der Vielfalt der Menschen in Coachingbeziehungen gerecht zu werden. Mit allen gewählten Formen sind selbstverständlich Menschen jeden Geschlechts gemeint und gleichermaßen angesprochen.

2022). Auch öffentlich-rechtliche Medien wie das ZDF warnen inzwischen regelmäßig vor Coaching-Angeboten, die auf sektenartige Versprechen, aggressive Verkaufsstrategien und hohe Zahlungsforderungen setzen. Genau das widerspricht allem, wofür wir stehen – und du hoffentlich auch.

Für uns ist Coaching keine Manipulation, kein Heilsversprechen und kein Werkzeug, um Menschen auszunehmen. Coaching ist ein Prozess, der dabei hilft, Selbstkompetenz und Selbstwirksamkeit zu stärken. Wir glauben daran, dass jeder Mensch bereits alles in sich trägt, um genau das Leben zu führen, das er oder sie sich wünscht. Eine gute Coach arbeitet darauf hin, sich selbst schnellstmöglich überflüssig zu machen – denn echte Veränderung ist nur dann nachhaltig, wenn sie von innen heraus entsteht und die Klientin eigenständig weitermachen kann.

Wir wollen dazu beitragen, dass Coaching als Profession ernst genommen wird – und dass niemand mehr auf Menschen hereinfällt, die Coaching nur als Geschäftsmodell sehen. Denn am Ende geht es nicht darum, dass Coaches erfolgreich sind. Es geht darum, dass Menschen durch Coaching ein glückliches, selbstbestimmtes Leben führen können. Gleichzeitig ist es zunehmend schwer, den Überblick zu behalten: Der Begriff »Coach« wird mittlerweile inflationär verwendet – vom Self Love Coach bis zu Vocal Coaches kann sich jeder so bezeichnen, unabhängig von Ausbildung, Erfahrung oder ethischen Standards (König/Volmer 2019, 10).

Dieses Buch will Orientierung bieten, ein Kompass sein für Professionalität versus Blendwerk, und aufzeigen, wie groß das Potenzial von Coaching ist – wenn es auf fundierter, ethischer und menschenzentrierter Grundlage praktiziert wird. Und dieses Buch ist für Menschen gedacht, die sich aktuell in einer Coaching-Ausbildung befinden oder darüber nachdenken. So erläutern wir die etymologischen Grundlagen des Begriffs und die Denkschulen, aus denen heraus sich das heutige Verständnis von Coaching geformt hat. Dabei legen wir den Fokus auf das systemische Coaching und zeigen auf, wie dieses professionell und verantwortungsvoll durchgeführt werden kann, nicht zuletzt mithilfe von Interventionstechniken, Frage- und Kommunikationsstrategien, die ganz praktisch im täglichen Tun angewandt werden können; ebenso führen wir Fallbeispiele aus unserer Praxis auf. Dir werden im Folgenden etliche Grundlagen begegnen, von denen du sicherlich schon einmal gehört hast. Trotzdem halten wir diese für unverzichtbar und stellen sie im Kontext der jeweiligen Kapitelinhalte noch einmal vor.

Wir vergessen hier aber auch nicht die Klient:innen im privaten oder Unternehmenskontext, die sich einen Überblick verschaffen wollen: Welche Form der Unterstützung ist die richtige für mich/mein Unternehmen, wie finde ich den richtigen Coach? Wie kann ich mir als Privatperson in Zeiten, in denen ich nicht durch Coaching begleitet werden kann, selbst ein wenig unter die Arme greifen? Und welchen Herausforderungen habe ich mich unter veränderten Organisationsbedingungen zu stellen, wenn ich Führungskraft/Angestellte:r in einem Unternehmen bin?

Nun laden wir dich dazu ein, uns auf dem Weg durch die faszinierende Welt des Coachings zu begleiten.

1 Was ist Coaching eigentlich?

Dieses Kapitel soll dein Reiseführer sein, dir erste Orientierungen liefern. Denn wer sich ernsthaft mit dem Gedanken trägt, Coach zu werden, sollte Klarheit über die Bedeutung und die Ausrichtung des Coachings gewinnen – gerade weil dieses Arbeitsfeld so vielfältig in seinen Anwendungsbereichen ist. Viele der angesprochenen Themen wie Haltung, Methoden oder ethische Aspekte greifen wir im weiteren Verlauf dieses Buches noch ausführlicher auf. Wenn du also an einer Stelle neugierig wirst: Bleib dran – die Details folgen!

1.1 Coaching ist mehr als ein Buzzword

Zum ganzheitlichen Verständnis von Coaching lohnt sich durchaus ein Blick auf die Herkunft des Begriffs. Begriffsgeber war, das mag überraschen, der ungarische Ort Kocs, der im 15. Jahrhundert für die Herstellung besonders komfortabler und gefederter Kutschen bekannt war. Diese sogenannten *kocsi szekér* (»Kutschen aus Kocs«) wurden bald europaweit populär. Aus dem ungarischen Wort »kocsi« leiteten sich später das französische »coche« und schließlich »coach« ab (Oxford English Dictionary, »coach«).

Im 18. und 19. Jahrhundert wurde der Begriff »Coach« zunächst im akademischen Umfeld Englands verwendet – insbesondere für Tutoren, die Studierende gezielt auf Prüfungen vorbereiteten. Der Coach war jemand, der andere unterstützte, ein bestimmtes Ziel zu erreichen – wie eine Kutsche eben, die Menschen sicher von A nach B brachte. Gleichzeitig zog der Begriff auch in die Sportwelt ein – zunächst als Bezeichnung für einen Trainer im Sport, der, du ahnst es vielleicht, ähnlich einem Kutscher wissen muss, wo die Reise hingeht, und seine Mannschaft dementsprechend antreibt (Rauen 2024, 18 f.).

Inspiriert von Timothy Gallweys bahnbrechendem Werk »The Inner Game of Tennis« (1974), bildete sich jedoch ein psychologisch-philosophisch geprägtes Verständnis von Coaching heraus, das dieses von reinem Training unterschied. Anders als der Trainer, der Fertigkeiten vermittelt, begleitet der Coach individuelle Prozesse, stärkt die Eigenverantwortung und fördert emotionale und mentale Ressourcen. Seit den 1980er-Jahren wird Coaching zunehmend im Businesskontext eingesetzt – zur Unterstützung von Führungskräften, Projektleitenden und Teams.

Coaching außerhalb der Arbeitswelt strebt an, Menschen bei der Klärung persönlicher Lebensziele, beim Umgang mit Veränderungen oder bei der Förderung ihrer Selbstwirksamkeit zu unterstützen. Und letztlich wirkt Coaching so auch wieder in die Arbeitswelt hinein, immerhin betreffen die wenigsten Anliegen »nur« den beruflichen Menschen – was wäre das überhaupt? Beruf und Privatleben lassen sich nicht sauber voneinander trennen. Es ist immer der ganze Mensch, der mit seinen Systemen, Erfahrungen, Werten und Emotionen im Coaching präsent ist. Darum sollte Coaching nicht als reines Karrieretool angesehen werden, sondern als ganzheitlicher Begleitprozess mit Fokus auf die gesamte Lebensrealität eines Menschen.

1.2 Coaching ist mehr als ein gutes Gespräch

Immer wieder taucht die Frage auf: Ist Coaching nicht auch irgendwie Therapie? Oder doch Beratung?

Coaching unterscheidet sich von Therapie in einem zentralen Punkt: Es arbeitet nicht mit Krankheitsbildern. Wer zum Beispiel eine Depression hat, braucht eine medizinisch und psychotherapeutisch fundierte Behandlung – kein Coaching. Aber: Eine psychische Diagnose schließt Coaching nicht per se aus. Ein Coachee mit der Diagnose Burnout kann etwa an einer privaten Entscheidung arbeiten – sofern das Thema nicht die Krankheit selbst betrifft.

Auch zur klassischen Beratung gibt es Unterschiede. Beratung gibt häufig Empfehlungen, bringt Fachwissen ein und orientiert sich an

Lösungen, die von außen kommen. Im Coaching geht es hingegen darum, dass die Lösung aus dem Coachee selbst entsteht. Die Coach eröffnet einen Denkraum – statt Antworten zu liefern. Wir als Coaches geben keine Ratschläge – und schon gar keine Diagnosen. Das heißt nicht, dass Coaches nichts wissen. Im Gegenteil: Sie verfügen über eine fundierte Ausbildung, psychologisches Wissen, Methodenrepertoire und Prozesskompetenz. Aber sie nutzen dieses Wissen nicht, um zu beraten – sondern um zu begleiten. Diese Haltung basiert auf einem erkenntnistheoretischen Prinzip, das der Kybernetiker Heinz von Foerster als »Lethologie« bezeichnete – die »Lehre vom Nichtwissen«.

Lethologie – Die Kunst des Vergessens

Der Begriff Lethologie leitet sich vom griechischen Fluss *Lethe* ab, einem der fünf Unterweltflüsse in der griechischen Mythologie. *Lethe* bedeutet »Vergessen« oder »Verborgenheit«. Seelen, die aus diesem Fluss tranken, vergaßen ihr früheres Leben vollständig – eine notwendige Voraussetzung für einen Neuanfang.

Coaches müssen nichts über das Thema ihrer Klient:innen wissen, um wirksam zu sein. Paradoxerweise erfordert diese Haltung mehr Expertise als klassische Beratung – nämlich die Kunst, das eigene Wissen so zu nutzen, dass der Coachee selbst zur Lösung findet. Genau das eröffnet einen Raum, in dem neue Antworten entstehen können – jenseits von Expertenmeinung oder Problemanalyse.

Und wie steht es mit der systemischen Beratung – also der Beratungsform, die wie das systemische Coaching auf systemischem Denken basiert?

Historisch betrachtet entwickelten sich beide Ansätze in unterschiedlichen Kontexten: Systemische Beratung hat ihre Wurzeln im psychosozialen Bereich – etwa in der Arbeit mit Familien, Paaren und sozialen Institutionen –, während sich systemisches Coaching zunächst im Businesskontext etablierte. Heute jedoch verschwimmen diese Grenzen zunehmend.

Da weder »systemisches Coaching« noch »systemische Beratung« geschützte Begriffe sind, gibt es je nach Ausbildungsanbieter unterschiedliche Auffassungen darüber, was darunter zu verstehen ist.

In der Praxis arbeiten beide Ansätze prozessorientiert, gestalten Beziehungen auf Augenhöhe, vermeiden direkte Ratschläge und setzen auf die Eigenverantwortung der Klient:innen. Auch die Methoden – etwa zirkuläres Fragen, Hypothesenbildung oder Arbeit mit Metaphern – überschneiden sich weitgehend.

In der systemischen Beratung ist jedoch – etwa im Kontext institutioneller Rahmenbedingungen wie zum Beispiel beim Jugendamt – eine stärker beratende Haltung oft Teil des Auftrags.

Manche Coaching-Ausbildungen sind stärker praxisorientiert und interventionsbezogen, während systemische Beratungsausbildungen teilweise nur Teilnehmende aus dem psychosozialen Umfeld zulassen. Diese Unterschiede lassen sich jedoch nicht verallgemeinern.

Beide Ansätze basieren also auf denselben systemischen Grundlagen und unterscheiden sich heute weniger in der Methodik als vielmehr in ihrer historischen Herkunft und teilweise in den Zielgruppen ihrer Ausbildungen.

Coaching ist, summa summarum, also nicht »ein bisschen Therapie«, »halb Beratung« oder »Soft-Supervision«. Es ist ein eigenständiger Prozess mit klaren Prinzipien – getragen von Haltung, Beziehung und einem tiefen Vertrauen in die Fähigkeit von Menschen, ihre Welt zu gestalten.

Um die Natur des Coachings noch klarer abzusetzen von als ähnlich wahrgenommenen Formen des Austauschs, hilft folgender Vergleich: Ein Gespräch mit einer guten Freundin oder einem guten Freund kann emotional unterstützend sein. Es bietet einen Raum, um sich auszusprechen, Dampf abzulassen oder Trost zu finden. Doch Coaching ist viel mehr als das. Im Coaching wird ein klarer, professioneller Rahmen geschaffen, der von Beginn an auf ein lösungs- und ressourcenorientiertes Arbeiten ausgerichtet ist. Coaches stellen gezielte Fragen, die den Denkrahmen erweitern und die Coachees in ihre Selbstwirksamkeit führen. Es geht nicht darum, gemeinsam »im Problem zu baden«, sondern darum, Perspektiven zu erweitern und konkrete Schritte zu entwickeln. Während Freundinnen oft eigene Erfahrungen und Meinungen einbringen, bleibt die Coach neutral. Die Lösungen kommen ausschließlich aus den Coachees selbst, was die Nachhaltigkeit des Prozesses stärkt. Hierzu eine bildliche Metapher:

Stell dir vor, jemand fällt ins Wasser und droht zu ertrinken. Eine Freundin oder ein Freund sieht das und reagiert sofort emotional. Er oder sie springt sofort hinterher, um zu helfen – und bringt sich dabei selbst in Gefahr. Anstatt die Situation zu klären, kämpfen nun beide gegen die Strömung. Die Freundin wollte retten, aber ihre Nähe zur Situation hat sie in die gleiche schwierige Lage gebracht wie die Person, der sie helfen wollte. Ein Coach hingegen bleibt am Ufer. Nicht aus Gleichgültigkeit, sondern aus Verantwortung. Die Coach behält den Überblick, analysiert die Situation und wirft einen Rettungsring. Dieser Rettungsring ist ein Werkzeug – eine Frage, eine Intervention oder eine Methode, die Coachees hilft, selbst wieder in Sicherheit zu gelangen. Die Coach ermutigt sie, den Rettungsring zu ergreifen und aus eigener Kraft ans Ufer zu schwimmen. So gewinnen die Coachees nicht nur ihre Sicherheit zurück, sondern auch das Vertrauen in ihre eigene Stärke.

Das Entscheidende ist (und dies soll aufgrund der Wichtigkeit hier nochmals betont werden): Die Coach begleitet den Prozess, übernimmt aber nicht die Verantwortung für die Lösung. Die Fähigkeit der Coachees, selbst aus der Krise herauszukommen, wird gestärkt, anstatt dass ihnen diese Aufgabe abgenommen wird. Das Ziel professionellen Coachings liegt darin, durch angeleitete Reflexionsprozesse die Problemlösungskompetenz zu stärken und Menschen zur eigenständigen Bewältigung ihrer Herausforderungen zu befähigen (Geißler 2010, zit. in Bachmann/Willermann 2024, 568). Kurzum: In einem partnerschaftlichen ko-kreativen Prozess fungieren Coaches als Sparringspartnerinnen, als »Prozess-Experten«. Die Klient:innen bleiben Expert:innen für ihre Inhalte. Dieses Rollenverständnis ist zentral, um nachhaltige und respektvolle Veränderung zu gewährleisten (DBVC 2025).

Ein weiterer Unterschied zwischen Coaching und informeller Unterstützung liegt in der Struktur. Coaching folgt einem definierten Prozess, der auf klaren Zielen basiert. Bereits zu Beginn einer Sitzung wird häufig gefragt: »Was muss heute passieren, damit sich dieser

Termin für dich gelohnt hat?« Diese Zielorientierung sorgt dafür, dass das Gespräch nicht ergebnislos verläuft, stagniert oder Probleme wegdiskutiert werden, sondern alles zu konkreten Ergebnissen führt.

Ein weiteres Merkmal, das Coaching von Therapie, Beratung, Mentoring, Training oder Freundschaftshilfe unterscheidet, ist seine kurzfristige Natur. Coaching ist keine jahrelange Begleitung, sondern ein zeitlich begrenzter Prozess (Rauen 2024, 39), der die Coachees schnell in die Lage versetzt, eigenständig weiterzukommen. Gute Coaches wissen: Je schneller sie nicht mehr gebraucht werden, desto effektiver war der Prozess.

2 Herkunft und Entwicklung des systemischen Ansatzes

Worauf beruht Coaching eigentlich? Wer sich coachen lässt oder noch ganz am Anfang seiner Coaching-Ausbildung steht, fragt selten nach dem philosophischen oder psychologischen Fundament des Coachings. Und doch ist genau dieses Fundament entscheidend: Es prägt, wie ein Coach denkt, fragt und zuhört. Es beeinflusst, ob sich ein Coachingprozess wie ein zielgerichtetes Training anfühlt – oder wie ein suchender, befreiender Erkenntnisweg. Coaching findet nicht im luftleeren Raum statt. Wie Coaches mit ihren Klientinnen sprechen, Probleme einordnen und Veränderung ermöglichen, wurzelt in historischen Entwicklungen.

Was wir heute »systemisches Coaching« nennen, ist nicht das Ergebnis eines plötzlichen Geistesblitzes. Es ist ein lebendiges Geflecht aus Denkansätzen, Theorien und Haltungen – gewachsen über Jahrzehnte, genährt aus vielen Disziplinen. Dabei haben ganz unterschiedliche Felder Spuren hinterlassen: Philosophie, Psychologie, Kommunikations- und Systemtheorie – und nicht zuletzt die therapeutische Praxis. Wer heute systemisch coacht, steht – bewusst oder unbewusst – auf den Schultern von Sokrates, Carl Rogers, Virginia Satir, Gregory Bateson, Steve de Shazer und vielen anderen. Dabei haben wir es nicht nur mit einer Ansammlung von Namen zu tun, sondern, wie eingangs schon erwähnt, mit einem Werte*fundament*. Einem Denkrahmen. Und einer Einladung zur Haltung.

In diesem Kapitel zeichnen wir deshalb die Wurzeln des systemischen Coachings nach – nicht, um einen lückenlosen Stammbaum zu liefern, sondern um sichtbar zu machen, welche Spuren bis heute in Coachingprozessen wirksam sind.

Wir beginnen in der Antike – und enden in der Gegenwart. Denn so, wie sich Systeme ständig weiterentwickeln, verändert sich auch das Coaching selbst: fließend, vielstimmig, verwoben mit seiner Geschichte.

2.1 Sokrates und Platon: Erkenntnis durch Beziehung

Die Grundideen des Coachings haben ihren Ursprung tatsächlich schon im antiken Athen. Denn dort lebte ein Mann, der weder Coach noch Psychologe war – und doch bis heute als Urvater des fragenden Dialogs gilt: Sokrates. Der griechische Philosoph (469–399 v. Chr.) war bekannt für seine besondere Art zu sprechen – oder besser: zu fragen. Er stellte gezielte, manchmal provozierende Fragen, die sein Gegenüber ins Nachdenken brachten – oft bis an Grenzen. Nicht, um zu belehren, sondern um Erkenntnis möglich zu machen. Dieses Vorgehen wurde als »Mäeutik« (»Hebammenkunst«) bezeichnet. Denn Sokrates verstand sich als Geburtshelfer: Er half, etwas aus dem Menschen hervorzubringen, das schon längst in ihm war. »Ich weiß, dass ich nichts weiß« war für Sokrates keine Resignation, sondern der Ausgangspunkt echten Verstehens. Er vertraute darauf, dass im Dialog mit sich selbst und anderen tiefe Einsichten möglich sind. Und dabei übernahm er eben nicht die inhaltliche Führung, er folgte dem Denken seines Gegenübers. Er gab keine Ratschläge, sondern stellte Fragen. Und er glaubte fest daran, dass der Mensch zur Erkenntnis fähig ist – wenn man ihn nur richtig begleitet. Dieses sokratische Prinzip lebt im Coaching bis heute fort: keine Besserwisserei, sondern Ermöglichung. Kein Ratgeben, sondern ein Resonanzraum für Entwicklung.

Sokrates' Schüler Platon fasste diese sokratische Praxis in Werken wie »Theaitetos«, »Apologie« und »Menon« in systematische Dialoge – nicht als philosophische Lehrbücher, sondern als inszenierte Gespräche. Besonders an einem Beispiel zeigt sich, wie durch kluge Fragen innere Klarheit entstehen kann. Im Dialog »Menon« befragt Sokrates einen ungebildeten Sklavenjungen zu geometrischen Figuren. Ohne dass der Junge jemals unterrichtet wurde, gelingt es Sokrates, eine Einsicht beim Jungen auszulösen – über Flächeninhalte und mathematische Prinzipien. Nicht, weil Sokrates es ihm erklärt hätte, sondern weil er dem Denken des anderen vertraute (Platon, Menon, 82b–85b).

Ein Beispiel für einen Sokratischen Dialog im Hier und Heute:

Sokrates im Heute – ein kurzer Dialog

Sokrates: Du wirkst erschöpft. Was beschäftigt dich?

Lena: Ich habe das Gefühl, nie genug zu schaffen.

Sokrates: Wie viel wäre denn genug?

Lena: Weiß ich nicht – vielleicht, wenn niemand enttäuscht ist.

Sokrates: Dann bestimmst du dein »Genug« nach den Erwartungen anderer?

Lena: ... Ja, so ist es wohl.

Sokrates: Und wenn du dein Maß selbst festlegen würdest – was wäre dann genug?

Lena: (nach einer Pause) Wenn ich das tue, was mir wirklich wichtig ist.

Was moderne Coaches als »Raum der Reflexion« bezeichnen, war bei Platon (und Sokrates) der »Ort des Dialogs«. Wahrheit war für ihn kein Besitz, sondern ein Prozess. In diesem Licht betrachtet, ist Coaching nichts völlig Neues. Es ist ein moderner Name für eine sehr alte Kunst: Erkenntnis nicht als Ziel zu betrachten, sondern als Beziehung – zu sich selbst und zum Gegenüber. In diesem Aspekt der Beziehung findet sich ebenfalls ein erster Anhaltspunkt auf das Prinzip des Systemischen, das im nächsten Teilkapitel näher erläutert werden soll.

2.2 Alles hängt mit allem zusammen – Die Geburt des systemischen Denkens

Was ein Thermostat mit einer Familie gemeinsam hat

Ein Thermostat misst die Temperatur im Raum – und schaltet die Heizung ein oder aus, um eine bestimmte Zieltemperatur zu halten. Gerät das System aus dem Gleichgewicht, reguliert es sich selbst: Es entsteht ein sogenannter Regelkreis. Genau dieses Prinzip bildet die

Grundlage der Kybernetik, einer Wissenschaft, die sich mit Steuerung, Rückkopplung und Selbstregulation in komplexen Systemen befasst. Was aber hat das mit Menschen zu tun? Sehr viel. Denn auch in sozialen Systemen – wie Familien, Teams oder Organisationen – beobachten wir solche Rückkopplungseffekte: Wenn ein Kind laut wird, reagiert ein Elternteil mit Strenge. Der Grund dafür liegt meist nicht darin, einen Konflikt heraufzubeschwören – vielmehr ist es ein unbewusster Versuch, etwas zu bewahren oder wiederherzustellen: das Bedürfnis nach Ruhe, Nähe oder Kontrolle. Doch was passiert nur allzu oft in der Realität? Das Kind zieht sich daraufhin zurück – was die Eltern noch besorgter oder strenger werden lässt. So entsteht eine Rückkopplungsschleife, in der sich das Verhalten gegenseitig verstärkt. Von außen wirkt das schnell wie ein Machtkampf – doch innerlich versucht das System, ein Gleichgewicht herzustellen. Wie in einem Thermostat werden bestimmte – meist unbewusste – Zielwerte reguliert.

Dieses Verständnis, dass menschliches Verhalten nicht isoliert, sondern im Kontext wechselseitiger Beeinflussung betrachtet werden muss, ist der Geburtsmoment des systemischen Denkens – und damit auch der Ursprung dessen, was wir heute unter systemischem Coaching verstehen.

Von Maschinen zu Mustern – Die Ursprünge in Kybernetik und Biologie

Gehen wir noch einmal kurz zurück: Der Begriff »Kybernetik« stammt aus dem Griechischen und bedeutet so viel wie »Steuerung«. In den 1940er-Jahren nutzte der Mathematiker Norbert Wiener diesen Begriff, um zu beschreiben, wie Maschinen, Menschen und Tiere durch Rückkopplungssysteme gesteuert werden. Diese Grundideen der Selbstregulation und Rückkopplung sollten weit über die ursprünglich technischen Anwendungen hinauswirken. Schon bald erkannte man, dass sich diese Prinzipien auch auf soziale Systeme übertragen lassen, und damit vollzog sich ein fundamentaler Perspektivwechsel in der Betrachtung menschlicher Beziehungen. Nicht mehr das einzelne Individuum stand nun im Fokus, sondern dessen Wechselwirkungen mit anderen. Probleme entstehen nicht »in« einer Person, sondern »zwischen« Menschen – in ihren Beziehungsmustern, Kommunikationsstrukturen und gegenseitigen Einflüssen. Genau hier beginnt das systemische Denken, das später auch das Coaching revolutionieren sollte.

Die Geburt des systemischen Denkens: Bateson und der Palo-Alto-Kreis

Ein zentraler Gestaltgeber dieser Übertragung war Gregory Bateson, ein britischer Anthropologe, der in Kalifornien – im Umfeld eines interdisziplinären Forschungsteams – gemeinsam mit Kollegen wie Paul Watzlawick und Don D. Jackson neue Formen menschlicher Kommunikation erforschte. Dieser sogenannte Palo-Alto-Kreis gilt bis heute als Geburtsstätte der modernen systemischen Kommunikationstheorie. Sie beobachteten: Kommunikation ist immer mehr als der gesprochene Satz. Sie ist Beziehung, Kontext, Geschichte – und wirkt zirkulär: Was A sagt, beeinflusst B, was B antwortet, verändert A. Besonders einprägsam war Batesons Idee der »Double Binds« – kommunikative Zwickmühlen, in denen eine Person widersprüchliche Botschaften erhält, die sich nicht gleichzeitig erfüllen lassen, ohne dabei einen sozialen oder emotionalen Preis zu zahlen.

Ein klassisches Beispiel: Double-Bind-Dialog

Mutter (mit verschränkten Armen, harter Stimme): »Du darfst ruhig sagen, was du denkst. Ich will doch nur, dass du ehrlich zu mir bist.«

Kind (zögernd): »Also ... ich finde es nicht fair, dass ich nicht zu Max darf, obwohl—«

Mutter (unterbricht scharf): »Siehst du? Immer nur Widerworte! Ich kann dir auch gar nichts recht machen!«

Die Falle: Das Kind wurde zur Ehrlichkeit aufgefordert – und dafür bestraft. Beim nächsten Mal wird es schweigen – und vermutlich hören: »Du redest ja nie mit mir!«

Die verbale Botschaft erlaubt Offenheit, die nonverbale Haltung signalisiert jedoch Ablehnung oder Strafe. Das Kind weiß nicht, woran es ist – und jedes Verhalten, sei es ehrliche Aussprache oder Schweigen, kann als falsch gedeutet werden. In solchen Situationen entsteht also eine kommunikative Sackgasse dadurch, dass der Empfänger nicht benennen darf, dass ein Widerspruch vorliegt – und gleichzeitig keine Möglichkeit hat, sich angemessen zu verhalten. Bateson vermutete, dass anhaltende Double-Bind-Erfahrungen bei Kindern zu tiefgreifenden seelischen Verwirrungen führen können, weil sie die eigene Wahrnehmung und Beziehungsfähigkeit untergraben.

Für das Coaching bedeutet das: Wenn ein Coachee sich »wie gelähmt« fühlt oder in Konflikten feststeckt, lohnt sich der Blick auf mögliche Double Binds – sei es im beruflichen Umfeld (»Du sollst Verantwortung übernehmen – aber bloß nichts verändern!«) oder im Privaten (»Ich liebe dich, wenn du so bist, wie ich dich will.«). Die Coach hilft hier, diese inneren und äußeren Widersprüche zu erkennen, zu benennen und aufzulösen. Allein das Sichtbarmachen kann neue Handlungsspielräume eröffnen.

Der radikale Konstruktivismus: Wirklichkeit entsteht im Auge der Betrachterin

Parallel zu diesen kommunikationstheoretischen Entwicklungen entstand der radikale Konstruktivismus, maßgeblich geprägt von Heinz von Foerster und Ernst von Glasersfeld[2]. Auch Paul Watzlawick und Humberto Maturana werden häufig in diesem Zusammenhang genannt – obwohl Letzterer selbst das Etikett »Konstruktivist« ablehnte. Gemeinsam mit Francesco Varela entwickelte Maturana das Konzept der Autopoiesis, das lebende Systeme als sich selbst erzeugende und erhaltende Organismen beschreibt.

2 Wer sich intensiver mit den philosophischen Grundlagen des Konstruktivismus beschäftigen möchte, findet in Heinz von Foersters »Wissen und Gewissen« (1993) und Ernst von Glasersfelds »Radikaler Konstruktivismus« (1997) die zentralen Texte dieser Denkrichtung.

Gemeinsam ist allen Ansätzen die Überzeugung: Es gibt keine objektive Realität – jeder konstruiert sich die Welt selbst, aus Sinneseindrücken, Sprache und Erfahrung. Was wir wahrnehmen, ist nicht die Welt an sich, sondern unsere Interpretation davon. Und diese Interpretation ist geprägt von unserer Biografie, unseren Überzeugungen, unserem emotionalen Zustand.

Dieser Gedanke revolutionierte das Verständnis menschlicher Probleme: Wenn jeder Mensch seine eigene Wirklichkeit konstruiert, dann gibt es nicht mehr *die eine richtige* Sicht der Dinge. Das bedeutet konkret: Konflikte entstehen nicht, weil einer recht und der andere unrecht hat, sondern weil unterschiedliche Realitätskonstruktionen aufeinanderprallen. Lösung bedeutet dementsprechend dann auch nicht, *die eine richtige* Wahrheit zu finden, sondern eine gemeinsame, für alle funktionale Wirklichkeit zu erschaffen.

Für das Coaching bedeutete das einen Paradigmenwechsel: Veränderung beginnt mit der Erkenntnis, dass unsere Gedanken keine Tatsachen sind. Wer erkennt, dass es auch andere Sichtweisen gibt, kann beginnen, neue Deutungen und neue Handlungsmöglichkeiten zu entwickeln. Was konstruiert wurde, kann also auch *anders* konstruiert werden. Manche Erzählungen über uns selbst oder andere sind so fest verankert, dass sie wie innere Glaubenssätze wirken. Die Coach hilft dabei, diese Konstruktionen zu reflektieren – manchmal auch zu dekonstruieren –, um bewusst alte Erzählmuster aufzulösen, um Platz für neue Bedeutungen zu schaffen. Auch hier: Die Coach wird von der Expertin, die die »richtige« Lösung kennt, zur Begleiterin, die gemeinsam mit der Klientin neue, funktionalere Wirklichkeiten erkundet. Was also ist wahr? Nicht jede beliebige Sichtweise, sondern die, die sowohl zu unseren Werten passt als auch konstruktive Handlungen ermöglicht. Konstruktivismus bedeutet nicht Beliebigkeit, sondern bewusste Verantwortung für die Realität, die wir erschaffen – gegenüber uns selbst und anderen.

Systeme in der Gesellschaft: Niklas Luhmann

Einen eigenständigen systemtheoretischen Weg ging der deutsche Soziologe Niklas Luhmann[3] in der Tradition von u. a. Bateson, Watzlawick und Jackson, der soziale Systeme nicht über Menschen, sondern *vorrangig* über Kommunikation definierte. Systeme bestanden für ihn demnach nicht aus *Personen*, sondern aus *Operationen* – vor allem eben aus Kommunikationen. Eine Organisation, ein Team oder eine Familie wird also nicht durch ihre Mitglieder definiert, sondern durch die Art und Weise, *wie* innerhalb dieses Systems kommuniziert wird. Luhmann unterschied dabei verschiedene gesellschaftliche Teilsysteme – etwa Politik, Recht, Wirtschaft, Wissenschaft – und analysierte, wie sie jeweils eigenen Regeln, Codes und Kommunikationslogiken folgen. Besonders relevant für das Coaching ist dabei die Erkenntnis, dass Veränderung in einem System nicht dadurch entsteht, dass man *einzelne Menschen* verändert, sondern dass man die *Kommunikationsprozesse* verändert, durch die das System sich selbst erhält. Das heißt: Wer im Coaching systemisch arbeitet, beobachtet die Muster der zwischenmenschlichen Kommunikation, die Selbst-Beschreibungen der Coachees, deren Interpretationen und die Struktur ihrer Gespräche. Veränderung wird möglich, wenn diese Muster durchbrochen, hinterfragt oder neugestaltet werden. Ein Coach als Impulsgeber für veränderte Kommunikation sorgt somit für neue Selbstorganisation im System.

Zusammenfassung

Systemische Theorien verändern im praktischen Coaching den Blick. Statt linear zu fragen »Was ist die Ursache?«, fragt ein systemischer Coach: »Welche Wechselwirkungen finden hier statt?« Statt Schuldige zu suchen, erkundet er Muster. Und statt Lösungen von außen

3 Wer sich für Luhmanns komplexe, aber faszinierende Systemtheorie interessiert, findet in seinem Hauptwerk »Soziale Systeme: Grundriß einer allgemeinen Theorie« (Frankfurt a. M. 1984) eine umfassende Darstellung dieser Denkweise.

zu verordnen, hilft er, passende Veränderungen von innen heraus zu ermöglichen. Ein zentrales Bild dafür ist das des Mobiles: Stößt man an einer Stelle an, gerät das gesamte System in Bewegung. Ebenso verhält es sich mit den Veränderungen im Coaching: Sie betreffen selten nur eine Person – sondern wirken eben weiter, auf Beziehungen, Entscheidungen, manchmal sogar auf ganze Organisationen.

Dazu kommt: Der Mensch wird im Coaching selbst als ein System verstanden – mit inneren Stimmen, Bedürfnissen, Rollen, die miteinander kommunizieren. Bereits Sigmund Freud unterschied Ich, Es und Über-Ich, Eric Berne sprach vom Eltern-, Erwachsenen- und Kind-Ich, und Friedemann Schulz von Thun beschrieb das »Innere Team«. Immer geht es darum: In uns sprechen viele Anteile – und Coaching kann helfen, ihnen zuzuhören, sie zu sortieren und neu auszurichten.

2.3 Therapie ohne Krankheit – Die lösungsorientierte Wende

Ab Ende der 1970er-Jahre entwickelte sich – beeinflusst unter anderem von systemischen Ideen – die lösungsorientierte Kurzzeittherapie. Ihre bekanntesten Vertreter: Steve de Shazer und seine Kollegin und Ehefrau Insoo Kim Berg[4]. Das Besondere an ihrem Ansatz: Sie kehrten die therapeutische Blickrichtung radikal um. Während viele Therapieformen sich darauf konzentrieren, ein Problem zu analysieren und dessen Ursachen aufzudecken, fragten Steve de Shazer und Insoo Kim Berg schlicht: »Was funktioniert denn schon?« Statt also im Problem zu graben, suchten sie nach Ausnahmen – nach Momenten, in denen das Problem nicht auftrat. Statt die Vergangenheit zu durchleuchten, lenkten sie die Aufmerksamkeit auf die Zukunft. Und statt Ursachen zu analysieren, wollten sie Möglichkeiten eröffnen. Diese Haltung war

4 Mehr zum lösungsfokussierten Ansatz findet sich hier: de Shazer, S. (1994): Der Dreh: Überraschende Wendungen in lösungsorientierten Gesprächen. Heidelberg.

nicht nur innovativ – sie war auch zutiefst respektvoll. Denn sie nahm Menschen nicht als defizitäre Wesen wahr, die aufgrund unabänderlicher Probleme auf Hilfe angewiesen sind, sondern als kompetente Gestalter:innen ihres Lebens, deren Zugang zu ihren eigenen Ressourcen vielleicht gerade nur blockiert ist. Therapie ohne Reparaturauftrag, sozusagen.

Ein zentrales Prinzip der lösungsorientierten Arbeit war zusätzlich die Idee der kleinen Schritte. De Shazer ging davon aus, dass Veränderung nicht groß und dramatisch sein muss – sie beginnt oft im Kleinen. Wenn ein Klient sich in einem einzigen Gespräch ein klein wenig hoffnungsvoller fühlt, dann ist das bereits eine bedeutende Veränderung. Dieses Denken hat das Coaching maßgeblich beeinflusst: Statt nach der »einen großen Lösung« zu suchen, wird der Fokus auf konkrete, umsetzbare Schritte gelegt. Fragen wie: »Was ist heute schon ein bisschen besser als gestern?« oder »Was genau hat dazu beigetragen?« helfen dabei, Entwicklung sichtbar zu machen.

Und hier wären wir wieder bei der Magie der Fragen: Diese Werkzeuge der lösungsorientierten Kurzzeittherapie wirken bis heute im Coaching nach. Besonders die berühmte Wunderfrage – »Stell dir vor, über Nacht geschieht ein Wunder, und dein Problem ist verschwunden. Woran würdest du am nächsten Morgen als Erstes merken, dass sich etwas verändert hat?« – ist ein Klassiker geworden. Sie verschiebt den Fokus vom Problem zur erwünschten Zukunft. Und sie macht Hoffnung spürbar. Ebenso zentral ist die Frage nach Ausnahmen:

- Welche Beispiele gingen kürzlich schon ein bisschen in die gewünschte Richtung?
- Wie hast du das geschafft?
- Was hat bereits funktioniert?
- Wie hast du zu diesen Fortschritten beigetragen?

Diese Fragen stärken nicht nur das Gefühl der Selbstwirksamkeit – sie fördern auch kreative Suchbewegungen, die über vertraute Problemerzählungen hinausgehen. Ein weiteres Merkmal der lösungsfokussierten Kurzzeittherapie steckt in der zeitlich begrenzten Begleitung, die wir bereits in Kapitel 1.2 herausstellten.

Die lösungsorientierte Wende verstärkte, kurzum zusammengefasst, Tendenzen, die im Coaching bereits angelegt waren: die

Abkehr von defizitorientierten und Hinwendung zu ressourcenfokussierten Arbeitsweisen. Sie lieferte dem Coaching präzise Werkzeuge und eine klare Haltung für etwas, was Coaching von Beginn an auszeichnete – die Überzeugung, dass Menschen kompetent sind und wachsen können.

2.4 Psychologische Wurzeln – Die stillen Einflüsse

Ein weiterer prägender Strang fehlt noch in dem Geflecht aus philosophischem Denken, systemtheoretischen Einsichten und kommunikativen Prinzipien: die moderne Psychologie. Oft bleibt ihr Einfluss unbenannt, und doch durchzieht er fast jeden Coachingprozess. Denn bevor es Methoden gab, gab es Menschen, die die Psyche erforschten – mit Empathie, Neugier und der Überzeugung, dass Entwicklung möglich ist. Sie etablierten einen Entwicklungsraum, der auf einem reichen Denkfundament ruht; dabei erfanden sie keine Coachingtechniken, ebneten den Weg jedoch für das, was wir heute als Coaching verstehen. Zugrunde liegt all den folgend aufgeführten Wegbereiter:innen der Gedanke, dass der Mensch nicht defizitär, sondern entwicklungsfähig ist. Für die Einbettung dieser Gedanken in die Praxis des systemischen Coachings geht es daher nicht darum, psychotherapeutische Modelle im klassischen Sinne umzusetzen, sondern um das bewusste Nutzen psychologischen Wissens für Entwicklung, Klarheit und Selbstführung.

Wer sich auf die Suche begibt, kommt an einem Namen nicht vorbei: **Sigmund Freud**[5]. Der Wiener Neurologe gilt als Begründer der Psychoanalyse – und auch wenn seine Methoden heute teils überholt erscheinen, war sein Einfluss enorm: Er war der Erste, der die unbe-

5 Wer tiefer in Freuds Grundlagenwerk einsteigen möchte, findet in seinen »Vorlesungen zur Einführung in die Psychoanalyse« (Frankfurt a. M. 2009) eine verständliche Einführung in sein Denken.

wussten Anteile des Menschen systematisch untersuchte und psychische Symptome als Ausdruck innerer Konflikte verstand. Freud machte deutlich, dass unsere bewussten Entscheidungen oft von tieferliegenden Motiven beeinflusst werden – von verdrängten Bedürfnissen, frühen Prägungen und emotionalen Spannungen. Auch wenn wir im Coaching keine Psychoanalyse durchführen, profitieren wir doch von Freuds grundlegender Einsicht: Der Mensch ist kein rein rationales Wesen. Veränderung braucht auch das Verstehen innerer Kräfte. Viele Coachingmethoden – von der Arbeit mit inneren Anteilen bis hin zu Aufstellungen – knüpfen (indirekt) an Freuds Vermächtnis an: Sie öffnen Räume, in denen Unbewusstes sichtbar und Wandel möglich wird.

Auch **Alfred Adler**, Begründer der Individualpsychologie, prägte das Coaching – und zwar mit seinem Blick auf die Biografie. Er ging davon aus, dass jeder Mensch früh im Leben einen individuellen Lebensstil entwickelt – ein inneres Drehbuch, das sein Denken, Fühlen und Handeln prägt (Adler 1924). Wer zum Beispiel in der Kindheit gelernt hat, nur durch Leistung Aufmerksamkeit zu bekommen, wird dieses Muster oft auch im Berufsleben wiederholen. Adler wollte solche Muster nicht pathologisieren, sondern bewusst machen. Im Coaching bedeutet das: Fragen wie *»Woher kenne ich dieses Gefühl?«* oder *»Welche Geschichte erzähle ich mir über mich selbst?«* helfen, das eigene Drehbuch zu erkennen – und es neu zu schreiben.

Mit **Carl Gustav Jung** hielten die Archetypen Einzug in die Psychologie. Für Jung war der Mensch nicht nur ein Produkt seiner eigenen Biografie, sondern auch Träger kollektiver seelischer Muster – Erfahrungen, die der Menschheit seit Urzeiten eingeschrieben sind. Diese Urbilder, die er Archetypen nannte, begegnen uns in Träumen, Märchen, Religionen und Geschichten rund um den Globus. Ob der Held, der sich auf eine Reise ins Unbekannte begibt, die weise Alte, die ihm auf dem Weg einen Rat mitgibt, die nährende Mutter oder der dunkle Schatten, der das Verdrängte verkörpert – all diese Figuren sind mehr als bloße Rollen. Sie stehen für grundlegende menschliche Erfahrungen, innere Kräfte, Sehnsüchte und Ängste. Sie wirken wie universelle Blaupausen unserer psychischen Wirklichkeit und geben Orientierung im Inneren wie im Äußeren.

Auch im Coaching begegnen uns diese Archetypen – manchmal ganz offen, manchmal versteckt: Wenn ein Coachee zum Beispiel immer wieder in die Rolle des Retters schlüpft, sich selbst dabei aber erschöpft. Oder wenn der »Schatten« in Form eines ungeliebten Persönlichkeitsanteils auftaucht, der lange unterdrückt wurde. Jung zu verstehen heißt: zu erkennen, dass unsere Geschichten tiefer reichen, als es auf den ersten Blick scheint.

Jung prägte auch den Begriff der Individuation – den lebenslangen Prozess der Selbstwerdung und Integration aller Persönlichkeitsanteile. Erfahrene Coaches, die mit Metaphern arbeiten, mit Aufstellungen oder inneren Dialogen, nutzen dieses Wissen intuitiv: Sie helfen ihren Klient:innen, Zugang zu tiefen Schichten ihrer Persönlichkeit zu bekommen – nicht analytisch, sondern bildhaft, emotional und kraftvoll. Und sie erkennen: Diese Bilder sind nicht beliebig, sie folgen einer inneren Ordnung, die über die einzelne Biografie hinausreicht. Jung würde sagen: Sie sprechen aus der Tiefe der menschlichen Seele.

Der wohl deutlichste Einfluss auf das moderne Coaching kommt von **Carl Rogers**[6]. Der amerikanische Psychologe revolutionierte in den 1940er- und 50er-Jahren die Therapie – und prägte damit auch das Coaching nachhaltig. Rogers war überzeugt: Menschen haben einen natürlichen Drang zur Selbstverwirklichung und die Fähigkeit, ihre Probleme selbst zu lösen. Damit sich diese Selbstheilungskräfte entfalten können, braucht es keine Analyse oder Interpretation – sondern eine bestimmte therapeutische Haltung: Empathie, Kongruenz und unbedingte positive Wertschätzung. Im Coaching zeigt sich das konkret so: Die Coach urteilt nicht, bewertet nicht die Person oder ihre Entscheidungen, sondern begegnet ihrem Gegenüber mit bedingungsloser Akzeptanz, echter Authentizität und einem empathischen, kongruenten Beziehungsangebot. Auch betonte Rogers

6 Wer Rogers' bahnbrechende Ideen im Original studieren möchte, findet in seinem Klassiker »Entwicklung der Persönlichkeit« (Stuttgart, 24. Aufl. 2024) eine verständliche Einführung in den personenzentrierten Ansatz.

die unbedingte positive Zuwendung – ein Begriff, der sperrig klingt, aber eine tiefe menschliche Erfahrung beschreibt: Ich werde gesehen und akzeptiert, nicht weil ich funktioniere oder Leistung bringe, sondern einfach, *weil ich bin.* Diese Haltung ist heute das Herzstück jeder seriösen Coachingausbildung. Wenn bspw. eine Führungskraft im Coaching-Gespräch plötzlich sagt »Ich habe zum ersten Mal das Gefühl, dass ich nichts beweisen muss« – dann erlebt sie genau das, was Rogers meinte: Sie spürt, dass sie als Person wertvoll ist, unabhängig von ihrer Leistung oder ihren Problemen.

Ein weiterer, oft übersehener Wegbereiter war **Viktor Frankl.** Der Wiener Neurologe und Psychiater überlebte mehrere Konzentrationslager und begründete später die Logotherapie – eine Therapieform, die nicht auf das Symptom, sondern auf den Sinn schaut. Die gekürzte Version des Nietzsche-Aphorismus »Wer ein Warum zum Leben hat, erträgt fast jedes Wie« wurde zu einem Leitsatz seiner Arbeit. Dieser Gedanke bringt auf den Punkt, wie kraftvoll es ist, einen tieferen Sinn im Leben zu sehen. Ein starkes inneres »Warum« verleiht psychische Widerstandskraft – es macht uns fähig, selbst schwierige Wege zu gehen, Hürden zu überwinden oder belastende Umstände zu ertragen. Je klarer ein Mensch diesen Sinn für sich erkennt und zu seinem eigenen macht, desto motivierter und handlungsfähiger wird er.

Warum oder Wofür – gibt es da einen Unterschied?

Beide Begriffe fragen nach Sinn – aber in unterschiedlicher Richtung:

Das »Warum« blickt oft zurück: Warum ist das so?

Das »Wofür« hingegen richtet den Blick nach vorn: Wofür lohnt es sich? Wofür gehe ich los?

Im Coaching nutzen wir das »Wofür«, um den Sinn hinter einer Veränderung zu finden – als persönliche Ausrichtung, nicht als rückblickende Erklärung.

Im Coaching erleben wir häufig: Wenn eine Veränderung stockt, liegt es oft nicht an mangelnder Kompetenz – sondern daran, dass das »Wofür« fehlt. Wenn ein Mensch sich fragt »Wofür tue ich das eigentlich?«, dann hilft kein nächster Karriereschritt, sondern ein Gespräch über Werte, Orientierung und das, was im Leben wirklich zählt.

Ebenso kraftvoll ist die folgende Erkenntnis, die häufig Frankl zugeschrieben wird: »Zwischen Reiz und Reaktion gibt es einen Raum. In diesem Raum liegt unsere Macht zur Wahl unserer Reaktion. In unserer Reaktion liegen unsere Entwicklung und unsere Freiheit.«[7]

Frankls Logotherapie wirkt bis heute weiter – auch im Coaching. Seine Erfahrungen und Erkenntnisse hat er in seinem berühmten Werk »... trotzdem Ja zum Leben sagen: Ein Psychologe erlebt das Konzentrationslager« verarbeitet.

Denn Frankls Gedanke vom inneren Freiraum erinnert Coaches daran, genau diesen Raum im Gespräch zu öffnen – damit Klient:innen wieder handlungsfähig werden.

Virginia Satir gilt als »Mutter der Familientherapie« – und war damit eine der ersten, die den Menschen nicht isoliert, sondern im Zusammenhang seiner Beziehungen sah. 1951 kam ihr bei der Arbeit mit einer Patientin erstmals die Idee, statt nur mit dieser zu arbeiten, auch deren gesamte Familie einzuladen. Was sie dabei entdeckte, war revolutionär: Die Krankheit ihrer Patientin erwies sich auch als Ausdruck gestörter Kommunikationsmuster in der gesamten Familie. Wir sprachen es schon an: Wenn ein Familienmitglied Symptome zeigt, ist oft das ganze System aus dem Gleichgewicht geraten. Diese Erkenntnis erregte große Aufmerksamkeit, und sie wurde gebeten, Ärzte in der Ausbildung über Familiensysteme zu unterrichten. Ihre Vorlesungen waren so erfolgreich,

7 Das Viktor-Frankl-Zentrum Wien hat jedoch bestätigt, dass sich dieses Zitat nicht in Frankls Originalwerken findet. Bekannt wurde es durch Stephen R. Covey in seinem Buch »Die 7 Wege zur Effektivität«, der selbst erklärte, dass er es bei einem unbekannten Autor gefunden habe. Es gibt sogar Hinweise, dass der Ursprung noch weiter zurückreichen könnte – möglicherweise bis zum persischen Mystiker Rumi aus dem 13. Jahrhundert. Die wahre Herkunft bleibt also ungeklärt. Dennoch bringt diese Aussage Frankls Haltung zur inneren Freiheit treffend auf den Punkt.

dass sie ermutigt wurde, sie zu veröffentlichen – daraus entstand 1964 ihr erstes Buch »Conjoint Family Therapy«. Für das Coaching bedeutet das: Wenn ein Coachee immer wieder in ähnliche Konflikte gerät, lohnt sich der Blick auf die Systeme, in denen diese Muster entstehen. Satirs Haltung wirkt weiter, wenn Coaches fragen: *»Wer gehört noch mit zum Thema?«* oder *»Wer müsste mit am Tisch sitzen, damit sich etwas ändern kann?«*

Albert Bandura selbst war ebenfalls kein Coach. Der kanadische Psychologe forschte zur sogenannten Selbstwirksamkeitserwartung, also zur Kompetenz des Vertrauens darin, Herausforderungen aus eigener Kraft bewältigen zu können. Dieses Vertrauen entscheidet oft mehr über den Erfolg, das eigene Thema/Problem zu lösen, als alle äußeren Umstände. Banduras zentrale Erkenntnis: Selbstwirksamkeit ist nicht angeboren – sie kann gestärkt werden.

Er identifizierte vier Quellen, aus denen Menschen ihre Selbstwirksamkeit entwickeln: eigene Erfolgserlebnisse (die wichtigste Quelle), stellvertretende Erfahrungen durch Beobachtung anderer, verbale Überzeugung durch Feedback und die Interpretation körperlicher und emotionaler Zustände.

Ein Coach, der mit einem Coachee frühere Erfolge reflektiert (Erfolgserlebnisse), Mini-Ziele im Alltag verankert (neue Erfolgserlebnisse schaffen), Vorbilder aufzeigt (stellvertretende Erfahrungen), ermutigendes Feedback gibt (verbale Überzeugung) oder dabei hilft, körperliche Signale als Energie für die Aufgabe zu interpretieren (körperliche Zustände), arbeitet ganz in Banduras Sinn – er stärkt systematisch alle vier Quellen der Selbstwirksamkeit. Wenn ein Coachee also am Ende eines Gesprächs sagt »Ich traue mir das jetzt zu«, dann ist das kein Zufall – sondern die Folge gezielter Selbstwirksamkeitsarbeit.

Systemisches Coaching schöpft aus dieser Fülle psychotherapeutischer Grundlagen – mal bewusst, mal unbewusst. Es nimmt die Haltung von Rogers, den Sinn von Frankl, das Zutrauen von Bandura, die biografische Tiefe von Adler, die systemische Weitsicht von Satir und die Bilderwelt von Jung – und verbindet sie mit systemischem Denken zu einem kraftvollen Begleitprozess.

2.5 Vom systemischen Denken zum Coachingprozess

Wer nun das erste Mal mit dem Begriff systemisches Coaching in Berührung kommt, begegnet oft einer Mischung aus Theorie und Praxis, aus Haltung und Methode. Viele reden von »systemisch« – doch wie sieht das konkret im Handlungsprozess aus? Was passiert, wenn systemisches Denken plötzlich nicht mehr bloß Theorie ist, sondern ganz real mitten im Gespräch aufblitzt – zwischen zwei Sätzen, in einer überraschenden Frage oder einem nachdenklichen Schweigen? Wenn ein scheinbar alltäglicher Dialog zur Bühne für neue Perspektiven wird und Haltung, Sprache und Beziehung gemeinsam einen Raum für echte Veränderung schaffen? Wenn eine Haltung nicht nur beschrieben, sondern erlebbar wird? Wenn Sprache, Beziehung und Kontext plötzlich mehr sind als Konzepte – und zu wirksamen Kräften im Coachingprozess werden?

Dieses Kapitel schlägt die Brücke zwischen dem, was wir bisher an Grundlagen erarbeitet haben, und dem, was im Coachingalltag geschieht. Wir zeigen, wie systemisches Denken lebendig wird – in jeder Frage, jeder Intervention, jeder Pause. Denn systemisch zu arbeiten, bedeutet nicht, Modelle zu erklären. Es bedeutet, sich einzulassen – auf die Komplexität des Gegenübers, auf überraschende Antworten, auf echte Resonanz. Und genau da beginnt das eigentliche Coaching.

Wie Theorie das Coaching prägt

Systemische Prinzipien prägen ganz konkret, wie ein Coachinggespräch verläuft, so viel wurde deutlich. Wenn wir generell von Wechselwirkungen sprechen, meinen wir damit keine theoretischen Schleifen, sondern ganz praktisch die Art, wie Fragen gestellt, Themen beleuchtet und Perspektiven eröffnet werden. Systemisches Coaching arbeitet mit dem, was ist – und mit dem, was möglich wird. Wer systemisch coacht, folgt einer neugierigen, respektvollen und für Unterschiedlichkeit offenen Haltung. Die Theorie ist der Boden, auf dem diese Haltung wächst. Sie liefert Orientierung, um Grundlagen im Gespräch lebendig werden zu lassen.

Hinter jedem Satz ein Mensch, hinter jedem Mensch System

Den oben benannten Wechselwirkungen liegt, ganz im Sinne der »Lebendigkeit«, zugrunde, dass systemisches Coaching Kommunikation stets als zirkulären Prozess denkt, und dies nicht nur bezogen auf die Systeme der Coachees (Stichwort Palo-Alto-Kreis), sondern auch bezogen auf sich selbst. Es geht demnach nicht nur um Inhalte, sondern darum, was Sprache im Gegenüber auslöst. Jede Äußerung ist zugleich Botschaft, Beziehungshinweis und Einladung zur Reaktion. Wer systemisch coacht, hört nicht nur die Worte, sondern auch das, was zwischen den Zeilen mitschwingt.

Ein Beispiel: Ein Coachee sagt: »Mein Kollege ist unzuverlässig. Ich muss ständig seine Aufgaben mit übernehmen.« Eine Coach, die systemisch denkt, hört hier nicht nur Frust – sondern fragt: »Wirklich ständig?« »Was genau bedeutet *unzuverlässig*? Wie reagierst du? Was passiert dann im Team? Welche Muster zeigen sich?«

Sprache wird dabei zum Spiegel des Systems – sie zeigt uns, wie Menschen ihre Welt erleben, deuten und gestalten. Sie macht hörbar, was sonst verborgen bleibt: alte Muster, unausgesprochene Bedürfnisse, tiefe Überzeugungen. In der Art, wie jemand spricht, liegt oft schon der Schlüssel zur Veränderung: Sie offenbart Rollen, Zuschreibungen, Werte, verdeckte Konflikte – und manchmal auch unbewusste Loyalitäten. Der Satz »Ich kann das eh besser« klingt dann nicht mehr wie eine Feststellung, sondern wie ein Versuch, Zugehörigkeit zu sichern oder Kontrolle zu behalten. Eine Coach hört also nicht nur Worte – sie hört auch Strukturen, unausgesprochene Erwartungen, kulturelle Muster, Beziehungsdynamiken.

»Man kann nicht nicht kommunizieren« – kaum ein Satz hat die Kommunikationspsychologie so geprägt wie dieser berühmte Ausspruch von Paul Watzlawick (Watzlawick/Beavin/Jackson 1969, 53). In klassischen Kommunikationsmodellen – etwa dem Sender-

Empfänger-Modell – wird Kommunikation als Übertragung von Information verstanden. A sendet, B empfängt. Doch Watzlawick und seine Kolleg:innen vom Palo-Alto-Kreis öffneten diesen Blick radikal: Kommunikation ist kein neutraler Informationsfluss, sondern ein soziales Geschehen – voll von Bedeutungsebenen, Missverständnissen, impliziten Regeln und unausgesprochenen Erwartungen. Jede Kommunikation ist dabei mehrdeutig, mehrschichtig und wirkt nicht nur durch das Gesagte, sondern auch durch Körpersprache, Tonfall, Pausen und den Kontext, in dem sie stattfindet. Und wiederholt: Kommunikation schafft Wirklichkeit. Was Menschen sagen (oder nicht sagen), formt, wie sie sich selbst und andere wahrnehmen – und wie sie handeln.

Im systemischen Coaching wird genau hier angesetzt: Sprache ist kein neutrales Werkzeug, sondern ein zentrales Mittel der Veränderung. Wenn Coachees etwa sagen »Ich bin halt konfliktscheu«, dann können Coaches durch gezielte Rückfragen wie »Welche Momente gab es, in denen du mutig warst?« neue Handlungsspielräume erschließen.

Der Kommunikationspsychologe Friedemann Schulz von Thun zeigte, dass selbst eine scheinbar einfache Frage wie »Was ist das Grüne in der Soße?« vielschichtig wirkt. In seinem berühmten Beispiel sitzen ein Mann und eine Frau beim Abendessen, der Mann sieht Kapern in der Soße und stellt diese Frage. Hinter diesem Satz lauern gleichzeitig mehrere Botschaften: eine reine Information (»Da ist etwas Grünes in der Soße.«), eine persönliche Offenbarung (»Ich kenne das nicht.« Oder: »Mir ist das ungewohnt.«), eine unausgesprochene Beziehungsaussage (»Du kochst Dinge, die ich nicht kenne.«) und ein versteckter Appell (»Erkläre mir, was das ist!« Oder: »Koche das nächste Mal etwas anderes!«). Schulz von Thun beschrieb diese Mehrschichtigkeit einer Äußerung als ein Kommunikationsquadrat (Schulz von Thun 2000, 30) mit vier Ebenen, die gleichzeitig mitschwingen – ganz gleich, ob bewusst oder unbewusst.

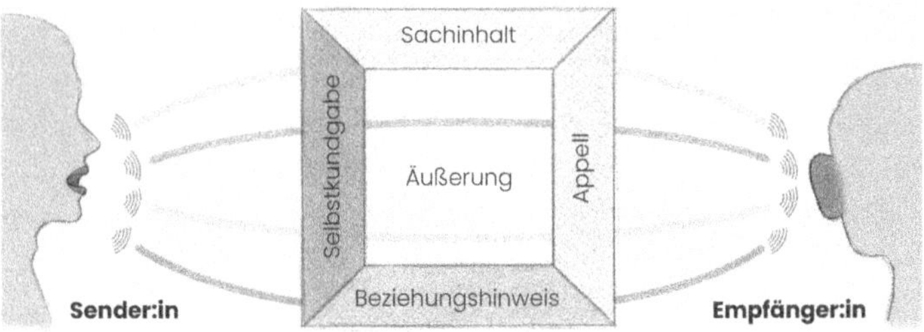

Abbildung 1: Das Kommunikationsquadrat nach Friedemann Schulz von Thun (Quelle: Schulz von Thun – Institut für Kommunikation, Hamburg)

Jede dieser vier Ebenen (umgangssprachlich gesprochen »vier Ohren und vier Schnäbel«) kann wiederum auch unterschiedlich wahrgenommen oder gehört werden. Und genau darin liegt das Risiko für Missverständnisse: Während der eine nur eine neutrale Feststellung machen will, hört der andere vielleicht einen Vorwurf oder fühlt sich kritisiert. Gerade im Coaching ist diese Vielschichtigkeit bedeutsam. Denn was wir hören, hat oft mehr mit uns selbst zu tun als mit dem, was der andere tatsächlich gemeint hat. Die Coach hilft dabei, genau diese Unterschiede zu erkunden: Was wurde gesagt – und was ist angekommen? Was wurde vermutet – und was war wirklich gemeint? Jeder Satz, jede Frage, jedes Schweigen wirkt zurück ins System der Klientin. Sprache wird seitens des Coaches gleichzeitig zum Werkzeug der Intervention, zur Einladung, zur Möglichkeit, Wirklichkeit neu zu gestalten.

2.6 Das Menschenbild im systemischen Coaching

Der Mensch als Viele

Systemisches Denken, so viel wurde schon deutlich, hört nicht bei äußeren Beziehungen auf. Es reicht bis ins Innere: Auch in einem einzelnen Menschen wirken verschiedene Anteile, Stimmen und Bedürfnisse. Wer sagt »Ein Teil von mir will ...«, benennt bereits, was systemische Coaches ernst nehmen: Innere Widersprüche sind kein Zeichen von Schwäche – sondern Ausdruck eines dynamischen inneren Systems. Im Coaching bedeutet das: Wir betrachten Menschen nicht als lineare Wesen mit einem eindeutigen Ich, sondern als dynamische Systeme, in denen sich Erfahrungen, Überzeugungen, Wünsche und Ängste gegenseitig beeinflussen. Veränderung geschieht nicht, weil ein Teil »gewinnt« – sondern weil das System sich insgesamt neu ausrichtet. Statt also den »einen wahren Kern« der Persönlichkeit zu suchen, wird Vielfalt eingeladen. Daraus folgt, dass innere Konflikte als kreative Spannung genutzt statt als störend betrachtet werden, sie werden als Hinweis auf Bedürfnisse, Rollen oder Loyalitäten gesehen, die wahrgenommen werden wollen.

Der Mensch als Kraft

Im Zentrum des Systemischen Coachings steht ein humanistisches Menschenbild, das geprägt ist von Respekt, Wertschätzung und Vertrauen in die Fähigkeiten und Ressourcen des Coachees.

Die zentralen Annahmen lauten:

- *Jeder Mensch ist Expert:in für sein/ihr eigenes Leben.* Die Klient:innen tragen bereits alles in sich, was sie zur Bewältigung ihrer Herausforderungen brauchen. Es geht im Coaching nicht darum, Lösungen vorzugeben, sondern darum, den Raum zu öffnen, in dem diese Lösungen sichtbar und nutzbar werden.

- *Jedes Verhalten hat eine positive Absicht.* Auch scheinbar hinderliche oder destruktive Muster ergeben im jeweiligen Systemzusammenhang Sinn. Statt vorschnell zu bewerten, fragt das Coaching: »Wozu dient dieses Verhalten? Was hält es aufrecht?« Erst aus diesem Verstehen können neue Handlungsmöglichkeiten entstehen.
- *Veränderung ist jederzeit möglich.* Menschen sind keine starren Wesen – sie entwickeln sich ständig weiter. Auch Krisen, Blockaden oder vermeintliche Sackgassen werden nicht als Störung, sondern als Einladung zur Weiterentwicklung verstanden.

In dieser Grundhaltung wird die eingangs gestellte Frage danach, was passiert, wenn Coaching im Praxisalltag lebendig wird, einmal mehr sichtbar: Sie ermöglicht eine Begegnung auf Augenhöhe, die nicht vom Problem her denkt, sondern vom Potenzial, den Blick auf Ressourcen lenkt statt auf Defizite. Mithilfe von Hypothesen statt Diagnosen zeigen Coaches, dass die Lösung bereits in der Person selbst liegt, auch wenn sie noch nicht sichtbar ist, dass Coachees in der Lage sind, sich selbst neu hören und darin eine bisher ungeahnte Lösung spüren zu können. Coaching wird so zu einem Raum, in dem Wandel geschehen darf – nicht, weil jemand ihn fordert, sondern weil er möglich wird.

Hypothesenbildung im Coaching
Coaches formulieren während des Gesprächs vorläufige Deutungen oder Erklärungen für das, was sie beobachten – sogenannte Hypothesen. Diese werden nicht als Wahrheiten verstanden, sondern dienen dazu, neue Perspektiven zu eröffnen und zum Weiterdenken einzuladen. Eine gute Hypothese ist anschlussfähig, prüfbar und regt zur Selbstreflexion an – nie zur Festlegung.

Beispiel für die Formulierung einer solchen Hypothese:

Ich sehe, dass …, und ich frage mich, ob …?

2.7 Auf einen Blick: Relevante Aspekte systemischen Coachings

Kontextsensibilität: Alles ist eingebettet – wir betrachten Herausforderungen nie isoliert, sondern immer im Zusammenhang.
Ressourcenorientierung: Menschen tragen in sich, was sie brauchen – unser Fokus liegt nicht auf dem Problem, sondern auf dem Möglichen.
Hypothesen statt Wahrheiten: Wir stellen keine Diagnosen – wir formulieren Annahmen, die wir gemeinsam mit dem Coachee prüfen.
Allparteilichkeit: Die Coach steht auf allen Seiten und hält den Raum offen für alle Stimmen und Sichtweisen im System.
Sprache als Intervention: Worte wirken – bewusst eingesetzt können sie neue Perspektiven ermöglichen und Veränderung anstoßen.
Selbstorganisation: Menschen sind Expert:innen ihres Lebens – Coaching begleitet, statt zu belehren.

Diese Prinzipien sind stets auch eingebettet in den Kontext der **Haltung:** Diesen Punkt führen wir intensiver aus, auch werden dir hier Inhalte begegnen, die sich vereinzelt im weiteren Verlauf des Buches wiederfinden. Das hat einen guten Grund, denn der Aspekt der Haltung ist einer der grundlegendsten und kann in seiner Wichtigkeit gar nicht oft genug betont werden. Die Haltung eines Coaches ist nicht bloß ein stiller Hintergrund im Gespräch – sie ist der eigentliche Motor des gesamten Coachingprozesses. Sie entscheidet darüber, ob sich Klientinnen wirklich öffnen können, ob sie sich gesehen fühlen, ob sie Vertrauen haben. Das entsteht nicht durch Techniken. Es entsteht durch die Art, wie eine Coach zuhört, wie präsent sie ist, wie ehrlich jemand mit sich selbst umgeht. Ein Beispiel: Eine erfahrene Führungskraft trägt Verantwortung für ein großes Team, zweifelt aber insgeheim an ihrer eigenen Wirksamkeit. Wird sie das offen ansprechen, wenn sie das Gefühl hat, bewertet zu werden? Wahrscheinlich nicht. Wird sie es tun, wenn sie erlebt, dass die Coach urteilsfrei zuhört und ihr Vertrauen schenkt? Mit hoher Wahrscheinlichkeit: ja.

Systemisches Coaching geht noch einen Schritt weiter: Es betrachtet Haltung nicht nur als ethisches Fundament, sondern als praktisches Prinzip. Wer Menschen im Zusammenspiel ihrer Beziehungen versteht und Wirklichkeit als individuell begreift, nähert sich Gesprächen mit mehr Offenheit, stellt reflexivere Fragen und bietet Resonanz statt Bewertung. Systemisches Coaching ist damit weit mehr als Methodensammlung – es ist eine Haltung, die aus einem bestimmten Menschenbild erwächst.

In der Praxis zeigt sich Haltung oft in kleinen Momenten: in einer behutsamen Pause, in einem aufmerksamen Blick, in der Entscheidung, eine Antwort nicht zu geben – obwohl man sie vielleicht wüsste. Haltung ist oft leise. Aber ihre Wirkung ist tief. *Die Haltung des Vertrauens* in den Coachee, dass dieser etwas in sich trägt, das zur Klärung beiträgt, ist geprägt von Neugier statt Bewertung. Von Achtsamkeit statt Reaktion. Und von tiefem Respekt für das, was ist – selbst dann, wenn es unbequem erscheint.

Ein zentrales Element systemischer Haltung ist zudem der *konstruktivistische Gedanke, dass es keine objektive Wahrheit, sondern viele subjektive Wirklichkeiten gibt.* Wer das ernst nimmt, hört anders zu – nicht auf der Suche nach der »richtigen« Deutung, sondern mit der Frage, wie die Welt aus den Augen des anderen aussieht.

Ein solcher Umgang mit Komplexität braucht Mut zur Offenheit und die Bereitschaft, die eigenen Urteile zu hinterfragen. *Haltung zeigt sich also nicht nur gegenüber dem Coachee, sondern auch im Umgang mit sich selbst*: in Selbstreflexion, in Demut und in der Fähigkeit, sich nicht als Lösungslieferantin zu begreifen, sondern als aufmerksame Wegbegleiterin.

Die zentralen Aspekte der Haltung nun auf einen Punkt:

- **Neutralität:** Die Coach begegnet den Themen und Sichtweisen des Coachees ohne eigene Bewertungen oder Vorurteile. Sie nimmt eine beobachtende Haltung ein, die Offenheit ermöglicht – selbst gegenüber Gedanken, die zunächst fremd oder unbequem erscheinen. Neutralität bedeutet nicht Gleichgültigkeit, sondern ein bewusstes Zurücktreten, um dem Erleben des Coachees Raum zu geben.

Wenn Coaches nicht neutral bleiben, besteht die Gefahr, dass sie dazu neigen, sich innerlich auf eine Seite zu schlagen – zum Beispiel Partei für den Coachee gegen »die anderen« zu ergreifen. Die Folge? Statt Entwicklung findet Bestätigung statt – und der Raum für neue Perspektiven wird enger. Oder: Eine Coach kommentiert, vergleicht, nickt zustimmend – oder runzelt die Stirn. Vielleicht unbewusst, aber deutlich spürbar: Hier gibt es ein »richtig« und ein »falsch«. Der Coachee beginnt sich zu fragen: »Darf ich das so sagen? Ist das überhaupt okay?« Und der Raum, der eigentlich offen sein sollte, wird enger.

- **Allparteilichkeit:** Während Neutralität das eigene Urteilen zurückstellt, geht Allparteilichkeit noch einen Schritt weiter: Die Coach nimmt alle Beteiligten in einem System wohlwollend in den Blick – selbst jene, die nicht im Raum sind. Auch die Sichtweisen Dritter – z. B. Kolleg:innen, Vorgesetzte oder Familienmitglieder – werden nicht verurteilt, sondern mitgedacht. Allparteilichkeit ist ein aktiver Balanceakt, der Wertschätzung für alle Perspektiven zeigt – ohne sich mit einer davon zu identifizieren.

  Wer ohne Allparteilichkeit coacht, läuft Gefahr, einseitig zu werden – etwa, indem er den Coachee zum »Opfer« macht und andere Beteiligte abwertet. Das kann zu einer Verengung führen: Statt neuer Lösungen entstehen Schuldzuweisungen.

- **Lösungsorientierung:** Anstatt sich in der Problemanalyse zu verlieren, wird der Blick auf das gerichtet, was verändert oder gestaltet werden kann.

  Wenn sich eine Coach zu sehr auf Ursachen fokussiert, kann dies ungewollt eine sogenannte »Problemtrance« fördern – das Gefühl, im Problem gefangen zu sein. Die Energie fließt ins Grübeln statt ins Handeln.

- **Wertschätzung der Vielfalt:** Eine konstruktivistische Coach erkennt an, dass es viele Wahrheiten gibt und jede davon ihre Berechtigung hat.

Wird diese Haltung nicht gelebt, entsteht schnell ein implizites »So sollte man denken«. Die Coachee spürt das – und beginnt, sich anzupassen oder zu verstellen. Entwicklung braucht dagegen einen Raum, in dem Vielfalt willkommen ist.

Wertschätzung in diesem Kontext meint auch: *Mehr sehen als das Offensichtliche* und den Menschen nicht auf seine Herausforderungen zu reduzieren, sondern auch seine »Mitbringsel« zu betrachten: Mut, Ideen, Erfahrungen, Ressourcen.

Und wenn diese Form der Wertschätzung fehlt? Dann wird Coaching schnell funktional. Der Coachee hat ein Ziel, die Coach liefert Methoden. Doch was fehlt, ist der Raum zum Menschsein. Zweifel, Widersprüche, Umwege – sie gelten dann als »Störung« statt als Teil des Weges. Entwicklung wird zur Optimierungsmaßnahme. Und das spürt man.

- **Hypothesenbildung:** Die Coach entwickelt multiple Erklärungsmodelle, die als vorläufige Hypothesen dienen – nicht als Wahrheiten, sondern als Einladung zur gemeinsamen Erkundung.

  Wer vorschnell erklärt, statt zu erkunden, riskiert, vorschnelle Schlüsse zu ziehen – und verpasst die Chance, gemeinsam mit den Coachees neue Deutungen zu entdecken.

- **Nicht-Wissen-Haltung (Lethologie):** Eine Haltung der Neugier und Offenheit, die eigene Vorannahmen zurückstellt und dem Coachee Raum für eigene Antworten lässt.

  Eine Coach, die glaubt, es besser zu wissen, beginnt zu lenken, statt zu begleiten. Doch Coaching bedeutet, den anderen stark zu machen – nicht, ihn zu überholen.

- **Respekt vor Autopoiese:** ein Begriff aus der Systemtheorie – beschreibt die Fähigkeit von Systemen (Menschen, Teams, Organisationen), sich selbst zu organisieren und zu entwickeln.

Wer versucht, Entwicklung von außen zu steuern, nimmt dem Coachee das Vertrauen in seine eigene Gestaltungsfähigkeit – und riskiert Abhängigkeit statt Selbstwirksamkeit.

- **Respekt vor Autonomie:** Die Anerkennung der Selbstbestimmung und Eigenverantwortung des Klienten – Coaching ist Hilfe zur Selbsthilfe, keine Anleitung zur Anpassung.

  Wenn eine Coach eigene Ziele verfolgt oder subtil Einfluss nimmt, kann sie das Gefühl von Fremdbestimmung verstärken – und so genau das Gegenteil von Entwicklung bewirken.

- **Respekt vor der Würde des anderen:** Respekt zeigt sich nicht in großen Gesten, sondern in der Art, wie Coaches zuhören. Ob sie jemandem wirklich Raum geben – oder innerlich schon die nächste Frage vorbereiten. Respekt bedeutet: Ich nehme dich ernst, so wie du bist. Deine Geschichte. Deine Zweifel. Deine Wahrheit.

  Und wenn Respekt fehlt? Eine Coach hört zwar zu, aber eigentlich nur, um möglichst schnell das passende Tool zu platzieren. Oder sie formuliert voreilig eigene Deutungen – als hätte sie das Thema schon längst verstanden. Für die Coachee fühlt sich das an wie ein Gespräch auf Zehenspitzen – immer mit der Angst, etwas Falsches zu sagen. Vertrauen? Kaum möglich.

3 Coaching und Ethik

Zusätzlich zu den inneren Haltungen Respekt, Wertschätzung und Neutralität ist die Einhaltung konkreter ethischer Richtlinien zentral. Dazu zählen:

- **Vertraulichkeit:** Alles, was besprochen wird, bleibt unter vier Augen – oder im digitalen Raum entsprechend gesichert. Diese Regel ist auch unter dem Namen »Las-Vegas-Regel« bekannt: Was im Coaching passiert, bleibt im Coaching.
- **Klare Auftragsklärung:** Nur ein klar definierter Auftrag verhindert Missverständnisse und Konflikte zwischen allen Beteiligten.
- **Transparenz:** Coaches legen offen, wie sie arbeiten, welche Qualifikationen sie mitbringen – und wo ihre fachlichen oder persönlichen Grenzen liegen. Als Beispiel: Eine Coach arbeitet mit einer Führungskraft, die sich beruflich weiterentwickeln möchte. Das Unternehmen finanziert das Coaching, erwartet jedoch regelmäßige Berichte über den Fortschritt. Die Führungskraft äußert im Coaching Zweifel an ihrer aktuellen Rolle und denkt über einen Jobwechsel nach. Das Dilemma: Soll die Coach diese Informationen mit dem Unternehmen teilen und damit das Vertrauen der Führungskraft gefährden? Oder hält sie sich an die Vertraulichkeit und läuft Gefahr, die Erwartungen des Auftraggebers zu enttäuschen? Lösung: Die Coach entscheidet sich für maximale Klarheit von Beginn an: Inhalte des Coachings bleiben vertraulich, es sei denn, die Führungskraft stimmt ausdrücklich der Weitergabe bestimmter Informationen zu. Diese Regel schützt die Integrität des Prozesses und schafft Sicherheit für alle Beteiligten.
- **Kompetenz:** Coaches erkennen ihre methodischen und fachlichen Grenzen an und leiten Klient:innen bei Bedarf an spezialisierte Fachpersonen weiter. Als Beispiel: Ein Coachee schildert

tiefgreifende emotionale Belastungen, die möglicherweise auf ein Trauma hindeuten. In diesem Fall ist es die ethische Pflicht des Coaches, eine Weiterleitung an eine Therapeutin zu veranlassen – klar abgegrenzt und mit Empathie kommuniziert.
- **Nicht-Diskriminierung und Anerkennung von Vielfalt:** Unabhängig von Geschlecht, Herkunft, Religion oder anderem behandeln Coaches alle Klient:innen mit Respekt und Fairness.
- **Supervision und Reflexion:** Coaches reflektieren ihre Arbeit regelmäßig und nehmen Supervision in Anspruch – nicht nur als Qualitätssicherung, sondern als Ausdruck ihrer ethischen Verantwortung.

Ethisches Verhalten im Coaching ist kein einmaliger Entschluss, sondern ein fortlaufender Prozess – ein tägliches Sich-Erinnern und Ausrichten. Es reicht nicht, ethische Prinzipien zu kennen oder sie theoretisch zu bejahen. Sie müssen gelebt, überprüft und weiterentwickelt werden – Tag für Tag.

Reflexion bedeutet dabei mehr als ein kurzes Innehalten. Sie fordert dazu auf, sich selbst und das eigene Handeln ehrlich zu hinterfragen:
- Bin ich meinen Werten treu geblieben?
- Habe ich im Sinne meiner Klientin oder meines Klienten entschieden – oder aus Bequemlichkeit, Unsicherheit oder Loyalität gegenüber Dritten?

Solche Fragen verlangen Mut zur Selbstbeobachtung, doch genau dieser Mut ist ein Zeichen von Professionalität.

Auch kontinuierliche Weiterbildung ist kein »nice to have«, sondern ein ethischer Imperativ. Die Welt, in der wir coachen, verändert sich ständig – ob durch technologische Innovationen, gesellschaftliche Umbrüche oder neue Forschungserkenntnisse. Wer ethisch handeln will, muss am Puls der Zeit bleiben und bereit sein, die eigene Praxis immer wieder infrage zu stellen.

Die schon erwähnte Supervision schließlich bietet den geschützten Raum, in dem blinde Flecken sichtbar werden dürfen. Hier können Coaches ihre Zweifel teilen, ihre Entscheidungen reflektieren und

Feedback von außen einholen. Wer Supervision nutzt, beweist nicht Schwäche – sondern Verantwortung.

Ethisches Handeln im Coaching ist also kein starres Regelwerk. Es ist eine lebendige Haltung, die sich in der Praxis bewähren muss – im Zweifel, im Konflikt, im Gespräch. Und sie beginnt immer bei einer einzigen Frage: Bin ich bereit, mich weiterzuentwickeln?

Viele Menschen, die zu uns ins Coaching kommen oder bei uns ihre Ausbildung machen wollen, fragen: »Woran erkenne ich eigentlich, wie ihr arbeitet?« – oder noch direkter: »Wie kann ich sicher sein, dass ihr wirklich das lebt, was ihr sagt?« Diese Fragen nehmen wir ernst. Unser Handeln ist das Ergebnis vieler Jahre Praxis, intensiver Reflexion und zahlreicher Begegnungen mit Klient:innen. Es spiegelt unsere Überzeugung, dass wir als Coaches nicht durch fertige Antworten, sondern durch Haltung, Zuhören und kluge Fragen Veränderung ermöglichen. Es erinnert uns an unsere Verantwortung – und gibt Orientierung in herausfordernden Situationen. Darum seien die vorangegangenen Inhalte hier noch einmal summiert in 13 Überzeugungen, die uns leiten:

1. Haltung vor Methode
Coaching wirkt nur, wenn es auf einer klaren inneren Haltung beruht – geprägt von Respekt, Wertschätzung und Vertrauen in die Selbstwirksamkeit unserer Klient:innen.

2. Ressourcen statt Defizite
Wir richten unseren Blick konsequent auf Stärken, Potenziale und Möglichkeiten – nicht auf Schwächen, Mängel oder vermeintliche Fehler.

3. Fragen statt Ratschläge
Wir glauben an die Kraft kluger Fragen. Unsere Aufgabe ist es nicht, Lösungen vorzugeben, sondern neue Perspektiven zu ermöglichen.

4. Verantwortung liegt beim Coachee
Wir nehmen niemandem etwas ab, aber wir begleiten – mit Struktur, Klarheit und Empathie. Entscheidungen trifft der Coachee.

5. Systemisches Denken ist unser Fundament
Wir denken in Zusammenhängen, Beziehungen und Wechselwirkungen – nicht in Schuld, Ursache oder »richtig/falsch«.

6. Keine Veränderung ohne Freiwilligkeit
Coaching funktioniert nur auf Basis echter Bereitschaft. Wir arbeiten nur, wenn jemand wirklich hinschauen und wachsen will.

7. Wir kennen unsere Grenzen
Coaching ist keine Therapie. Wenn Themen unsere Kompetenz übersteigen, sprechen wir das offen an – und verweisen weiter.

8. Wir reflektieren unser Tun
Supervision, Intervision und Weiterbildung gehören für uns selbstverständlich dazu. Wir bleiben lernende Coaches – ein Leben lang.

9. Wir arbeiten transparent
Unsere Methoden, Haltungen und Vorgehensweisen sind kein Geheimnis. Klient:innen dürfen jederzeit fragen, was wir tun – und warum.

10. Wir leben, was wir lehren
Authentizität ist für uns kein Ideal, sondern gelebte Praxis. Wir begleiten andere nur so, wie wir selbst begleitet werden möchten.

11. Wir glauben an die Kraft der Sprache
Sprache schafft Realität. Deshalb wählen wir Worte mit Bedacht – um Räume zu öffnen, nicht um sie zu schließen.

12. Wir respektieren Autonomie
Jeder Mensch hat das Recht, eigene Entscheidungen zu treffen – auch wenn sie nicht unseren Vorstellungen entsprechen.

13. Wir halten Coaching einfach
Wir vertrauen auf Klarheit statt Komplexität. Gutes Coaching braucht keine Show – sondern Präsenz, Menschlichkeit und einen klaren Blick.

Coaching ist also Vertrauenssache. Wer sich auf einen Coachingprozess einlässt, begibt sich oft auf unbekanntes Terrain – mit offenen Fragen, vielleicht auch mit Unsicherheiten oder Zweifeln. Gerade deshalb braucht es einen Raum, der durch ethische Prinzipien getragen ist. Dieser Raum schafft zudem Möglichkeiten für echte Entwicklung, für neue Perspektiven, für Begegnung auf Augenhöhe. Und er macht deutlich: Coaching ist nicht nur ein Gespräch. Es ist ein Commitment. Zur Integrität. Zur Verantwortung. Und zum Menschen.

4 Wie Coaching wirkt

Coaching wirkt – und das nicht nur subjektiv empfunden, sondern wissenschaftlich belegt. Coaching kann das Wohlbefinden steigern, die Leistung verbessern, Entscheidungen erleichtern, Selbstwirksamkeit fördern, Stress abbauen und Führungskompetenz stärken (Greif 2021, 247 ff.). Eine der einflussreichsten Studien stammt von Theeboom, Beersma und van Vianen (2014), die in einer umfassenden Meta-Analyse 18 hochwertige Studien auswerteten. Das Ergebnis: Coaching zeigt eine messbare, positive Wirkung auf zentrale psychologische Zielgrößen – etwa Selbstwahrnehmung, Zielklarheit, den Umgang mit Stress und die individuelle Leistungsfähigkeit (Theeboom/Beersma/van Vianen 2014a), auch trägt es signifikant zur Verbesserung von Zielerreichung, emotionaler Stabilität und Selbstregulation bei (Theeboom/Beersma/van Vianen 2014b). Auch eine spätere Untersuchung von Jones, Woods und Guillaume (2016) kommt zu einem ähnlichen Ergebnis: Coaching verbessert die berufliche Leistung, stärkt die Selbstwirksamkeit und erhöht die Arbeitszufriedenheit – unabhängig von Branche oder Hierarchieebene (Jones/Woods/Guillaume 2016). Besonders bemerkenswert: Die Wirkung von Coaching beschränkt sich nicht auf Einzelpersonen.

Auch auf organisationaler Ebene zeigt sich messbarer Nutzen. Unternehmen mit starken Coaching-Kulturen berichten von signifikant höherem Mitarbeiterengagement (61 % hochengagierte Mitarbeiter versus 53 % in anderen Organisationen) und überdurchschnittlichem Umsatzwachstum (46 % versus 39 % aller anderen Organisationen) – zwei zentrale Erfolgsfaktoren in der heutigen Arbeitswelt (ICF/HCI 2017). Die betriebswirtschaftlichen Auswirkungen von Coaching zeigen sich besonders deutlich, wenn man den Blick auf den Return on Investment (ROI) richtet. In zahlreichen Unternehmen ist Coaching keine Kosten-, sondern eine Wertinvestition: Es zahlt sich mehrfach aus – nicht nur durch gesteigerte Leistung, sondern durch klarere Kommunikation, stabilere Führung und eine gesündere Unternehmenskultur.

Die *ICF Global Coaching Study* zeigt für den Return on Investment (ROI) von Coaching, dass 86 % der Unternehmen angaben, ihre anfängliche Investition in Coaching nicht nur wieder hereinzuholen, sondern zu übertreffen (ICF 2024).

Etwas zurückhaltender zeigen methodisch robustere Meta-Analysen mit größeren Stichproben moderate bis starke positive Effekte von Coaching auf Arbeitsleistung und Zielerreichung. Damit ist Coaching für viele Organisationen längst kein »weicher Faktor« mehr, sondern ein evidenzbasiertes Entwicklungsinstrument mit nachgewiesenen Effekten auf Leistung, Zielerreichung und Führungsqualität.

Wie gut ist gut? – Effektstärken im Vergleich

Forschung misst Wirkung oft über sogenannte Effektstärken. Sie zeigen, wie groß der Unterschied zwischen »vorher« und »nachher« ist – oder vereinfacht: wie stark etwas wirklich wirkt. Die Ergebnisse aus Coaching-Studien lassen sich dabei gut mit anderen Maßnahmen vergleichen. In der Meta-Analyse von Theeboom und Kolleg:innen liegt die Effektstärke für Coaching zwischen 0,43 und 0,74 – das entspricht einem mittleren bis starken Effekt. Zum Vergleich: Mentoring-Programme erreichen Werte von 0,21 bis 0,34, während Training allgemein bei etwa 0,60 liegt. Bei Psychotherapie zeigen sich in kontrollierten Studien moderate Effektstärken, während Pre-Post-Vergleiche Werte von 0,80 bis 1,01 erreichen (Theeboom/Beersma/van Vianen 2014a). Coaching liegt also deutlich über vielen anderen Personalentwicklungsmaßnahmen – und bewegt sich erstaunlich nah an den Effekten therapeutischer Formate. Das ist bemerkenswert, zumal Coaching zeitlich kürzer und lösungsorientierter angelegt ist.

Coaching als wachsender Markt

Der globale Coachingmarkt wurde im Jahr 2024 auf rund 6,25 Milliarden US-Dollar geschätzt. Das bedeutet: Weltweit wurde mit Coachingdienstleistungen – also Einzelcoachings, Teamcoachings,

Unternehmensangeboten, Ausbildungen und digitalen Formaten – ein Umsatz von rund 6,25 Milliarden US-Dollar erzielt. Für 2025 wird ein weiteres Wachstum auf über 7 Milliarden prognostiziert. Das entspricht einem jährlichen Wachstum von über 17 %.[8] Damit gehört Coaching zu den dynamischsten Wachstumsfeldern der persönlichen und beruflichen Entwicklung. Diese Entwicklung zeigt nicht nur ökonomische Relevanz – sondern auch das wachsende Vertrauen, das Menschen und Unternehmen in die Kraft von Coaching setzen.

4.1 Zentrale Wirkprinzipien

Hinter der Wirkungsmacht des Coachings stehen psychologisch nachvollziehbare, vielfach erforschte Mechanismen, die – bewusst oder unbewusst – in jedem Prozess verankert sind. Einige stammen aus der Psychotherapie und wurden adaptiert, andere haben sich speziell im beruflichen Kontext des Coachings bewährt. Folgend listen wir einige relevante und konkrete Wirkmechanismen auf, die dir schon bekannt sind, nun aber noch einmal in Beziehung zu auf sie ausgerichteten Studien gesetzt werden.

Beziehung als Wirkfaktor: Vertrauen ermöglicht Veränderung

Die Beziehung zwischen Coach und Klientin gehört zu den stärksten Wirkfaktoren im Coaching – und lässt sich auch messen. Eine Meta-Analyse von Graßmann, Schölmerich und Schermuly aus dem Jahr 2020 untersuchte 27 Studien mit insgesamt 3.563 Coaching-Prozessen (Graßmann/Schölmerich/Schermuly 2020).

Das Ergebnis: Eine hochwertige Arbeitsbeziehung zeigt einen deutlichen Zusammenhang mit positiven Coaching-Ergebnissen. In

8 Marktprognose basierend auf der CoachRanks-Analyse der International Coaching Federation's Global Coaching Studies (2024/2025).

der Wissenschaft spricht man hier von einem mittleren bis starken Effekt – das bedeutet: Je besser die Beziehung zwischen Coach und Klientin, desto wahrscheinlicher werden die gesetzten Ziele erreicht. Besonders ausgeprägt ist dieser Zusammenhang bei affektiven und kognitiven Veränderungen – also genau dort, wo es um innere Prozesse, Selbstreflexion und neue Perspektiven geht. Eine tragfähige, empathische und authentische Verbindung trägt also nachweislich dazu bei, dass Coaching wirkt.

Gerade bei Themen, die mit Unsicherheit, innerem Konflikt oder Selbstzweifeln verbunden sind, braucht es einen geschützten Raum – und ein Gegenüber, das urteilsfrei, wertschätzend und professionell bleibt.

Zielorientierung: Klarheit schafft Fokus

Veränderung braucht Richtung – deshalb beginnt Coaching meist mit einem klaren Anliegen. Die Arbeit an selbst gesetzten Zielen unterstützt Motivation und Selbstregulation gleichermaßen. Dabei geht es nicht nur um SMART-Formeln, sondern um eine tiefere Klärung: Was ist mir wirklich wichtig? Was soll sich verändern? Und was bin ich bereit, dafür zu tun? Zielorientiertes Arbeiten strukturiert den Prozess, schafft Übersicht und macht Fortschritte sichtbar – ein roter Faden, der Orientierung und Selbstwirksamkeit zugleich stärkt, so heben María Josefina Peláez Zuberbühler, Alina Corbu und Marisa Salanova in »Positive Psychology Micro-Coaching Intervention: Effects on Psychological Capital and Goal-Related Self-Efficacy« (2021) hervor.

Selbstreflexion: Denken über das eigene Denken

Ein zentrales Wirkprinzip ist die Anregung zur Metakognition – also zur bewussten Auseinandersetzung mit dem eigenen Denken, Fühlen und Handeln. Viele erleben hier zum ersten Mal, wie hilfreich es ist, innerlich einen Schritt zurückzutreten und auf die eigene »Landkarte« zu blicken: Welche Muster prägen mich? Welche Überzeugungen lenken mein Verhalten? Wo sehe ich nicht hin? Diese

Form der Reflexion bringt nicht nur Erkenntnis – sie stärkt auch die Fähigkeit, sich selbst bewusst zu führen, so hebt Anthony M. Grant (2001) (»Towards a psychology of coaching: The impact of coaching on metacognition, mental health and goal attainment«) hervor.

Neue Perspektiven: Reframing und Perspektivwechsel

Neue Perspektiven öffnen neue Wege. Systemische Fragen, kreative Impulse oder kraftvolle Metaphern unterbrechen gewohnte Denkbahnen – und laden dazu ein, Gewohntes anders zu betrachten. Dieses sogenannte Reframing ist ein starker Hebel für Veränderung (von Schlippe/Schweitzer 2016, 47 f.). Beispiel: Aus »Ich muss funktionieren« wird »Ich darf meine Kräfte achtsam einteilen«. Aus einem scheinbar unlösbaren Problem wird eine Einladung zum Wachsen. Solche Umdeutungen verändern nicht nur den Blick, sondern auch die innere Haltung – und oft das Verhalten.

4.2 Die andere Seite: Nebenwirkungen von Coaching

Coaching bringt etwas in Bewegung – manchmal bewusst, manchmal überraschend. Doch wie jede echte Veränderung kann auch sie anfangs unbequem sein: Unsicherheit, Überforderung, innerer Widerstand sind mögliche Begleiter. Die Fachwelt spricht hier von unerwünschten Nebenwirkungen – Effekten, die nicht intendiert sind, aber auftreten, weil etwas Tieferes angestoßen wurde. Solche Effekte sind keineswegs selten. Im Schnitt berichten Klient:innen von etwa zwei Nebenwirkungen pro Coachingprozess – meist eher mild, aber spürbar (Schermuly/Graßmann 2016). Das bedeutet nicht, dass Coaching riskant oder gar gefährlich ist – im Gegenteil: Es zeigt, dass es eben echte Bewegung erzeugt.

Ein Grund mehr, auch diese Seite der Wirkung aufmerksam zu betrachten.

Die Illusion der schnellen Lösung

Viele Klient:innen starten mit einer klaren Erwartung: »Ich brauche jetzt eine Entscheidung. Eine Richtung. Eine Antwort.« Und manchmal liefert Coaching genau das – aber nicht sofort. Nicht linear. Und oft nicht dort, wo man es vermutet (Grant/O'Connor 2010). Und das ist eine der häufigsten Nebenwirkungen: die Ernüchterung, dass innere Prozesse Zeit brauchen. Coaching ist kein Reparaturbetrieb. Es stellt Fragen, statt Antworten zu geben – und genau das kann frustrieren, vor allem bei starker Sehnsucht nach Klarheit. Wer hofft, in einer einzigen Sitzung alles zu lösen, erlebt womöglich Ernüchterung – besonders, wenn sich tiefere Muster zeigen. Solche Enttäuschungen sind nicht gefährlich, aber sie können dazu führen, dass Menschen abbrechen oder urteilen: »Das hat mir nichts gebracht.«

Manchmal bleibt im Außen alles beim Alten. Der Job bleibt. Die Familie auch.

Aber: die Perspektive wechselt! Und plötzlich entsteht Freiheit, wo vorher Enge war. Oder Mut, wo vorher Angst war. Oder ein Plan, wo vorher nur Fragezeichen standen.

Wenn Erkenntnis zur Zumutung wird

Coaching bringt Klarheit – und Klarheit ist selten bequem. Was, wenn jemand erkennt, dass er sich seit Jahren verbiegt? Dass eine Rolle, ein Job, eine Beziehung nicht mehr trägt? Oder dass ein Leben, das von außen gut aussieht, sich von innen leer anfühlt? Solche Wahrheiten lassen sich nicht zurücknehmen. Doch Veränderung ist, wie wir zuvor herausgestellt haben, nicht immer sofort möglich. So entsteht Spannung zwischen Erkenntnis und Handlungsmöglichkeiten (Schermuly/Graßmann 2016). Diese Kluft zwischen Einsicht und Handlung kann verunsichern, lähmen oder überfordern. Eine typische Nebenwirkung tiefer Coachingprozesse: Die Seele ist bereit – das Leben noch nicht. Die Coach kann helfen, diese Erkenntnis zu halten – aber gehen muss der Mensch selbst.

Unerwartete emotionale Tiefen

Mit der Erkenntnis, die zur Zumutung wird, geht Folgendes einher: Manchmal beginnt ein Coaching scheinbar ganz leicht: mit einer Entscheidung, einem Konflikt, einer Rollenklärung. Doch im Verlauf tauchen Themen auf, mit denen niemand gerechnet hat: Kindheit, Verluste, ungelöste Verletzungen. Wenn emotionale Themen plötzlich Raum bekommen, kann das beunruhigen. Manche Klientinnen fühlen sich überwältigt, andere zweifeln: »Was ist, wenn das zu viel ist?« Wer auf einmal mit Traurigkeit, Wut oder Unsicherheit konfrontiert wird, rechnet nicht immer damit. Für manche ist das heilsam – für andere erschreckend, gerade, wenn Klientinnen nicht wissen, dass so etwas im Coaching vorkommen kann. Deshalb ist es wichtig, dass Coaches sensibel bleiben – und dass Klienten sich trauen dürfen, zu sagen: »Das geht mir zu weit.« Oder: »Ich brauche eine Pause.« Coaching darf berühren – soll aber nicht überfordern. Und das, was hinter den geöffneten Türen liegt, braucht den schon beschriebenen Halt (Künzli 2013). Klarheit braucht auch oft das Chaos davor, wie bei einer Schneekugel: Erst wirbelt alles durcheinander, dann ordnet es sich wieder.

Die Schattenseite der Selbstoptimierung

Coaching ist ein Raum der Entwicklung. Doch in unserer Leistungsgesellschaft wird Entwicklung oft mit Optimierung verwechselt. Manche Menschen kommen mit der Vorstellung: »Ich will funktionieren – nur besser.« Sie wollen klarer führen, souveräner sprechen, resilienter sein. Und Coaching kann all das unterstützen. Aber: Wer sich selbst wie ein Projekt behandelt, erlebt sich nie als »genug«. Dann wird Coaching zur To-do-Liste. Und wenn die erwartete Verbesserung nicht sofort eintritt, entsteht Druck: »Ich sollte doch längst weiter sein.« Coaching kann dann unfreiwillig Teil eines inneren Antreibers werden. Statt Erleichterung entsteht Selbstkritik. Nicht, weil das Coaching schlecht war – sondern weil der Mensch sich selbst zu wenig erlaubt, auch einfach mal zu sein.

Wenn Loslassen schwer fällt

Wenn Coaching anders wirkt als es sollte, entsteht in manchen Fällen im Prozess eine besondere Nähe: Die Coach wird zum emotionalen Anker in einem inneren Umbruch. Die Gespräche geben Halt. Sie strukturieren das Denken. Sie bieten Orientierung, wenn im Außen noch nichts klar ist. Das kann sehr unterstützend sein – aber auch zur Gewohnheit werden. Und irgendwann stellt sich die Frage: *»Kann ich das auch allein?«* Wenn jede Unsicherheit ins Coaching getragen wird, wenn jede Entscheidung rückversichert werden muss, dann kippt die Balance. Statt Selbstständigkeit entsteht eine feine Form der Abhängigkeit. Professionelle Coaches erkennen diesen Punkt und lassen Abhängigkeiten gar nicht erst entstehen. Das funktioniert, indem sie immer wieder die Selbstwirksamkeit des Coachees betonen, ihn dabei unterstützen, dass er eigene Ressourcen und Stärken erkennt. Es geht nicht darum, sich unentbehrlich zu machen. Im Gegenteil: Es geht darum, Klient:innen so zu stärken, dass sie keine Unterstützung mehr benötigen; dies stellten wir schon heraus.

Abschließend sei noch einmal betont: Nebenwirkungen sind kein Beweis für schlechtes Coaching – sondern ein Hinweis darauf, dass echte Prozesse in Gang kommen. Veränderung bleibt ein Balanceakt: zwischen Mut und Überforderung, zwischen Einsicht und Umsetzung, zwischen Nähe und Eigenständigkeit.

5 Traumberuf Coach – über Anspruch, Verantwortung und Qualität

Wenn du bis hierhin gelesen hast, bist du dem Coaching sicherlich ein weiteres Stück nähergekommen. Vielleicht hat dich unsere Begeisterung angesteckt, und du fühlst dich (nochmals) darin bestärkt, den Weg einer Coaching-Ausbildung zu nehmen. Dann ist vor allem dieses Kapitel für dich. Aber auch, wenn du schon mittendrin bist, den Weg des systemischen Coachings zu gehen, können dir die folgenden Inhalte nützlich sein.

Viele Menschen starten eine Coaching-Ausbildung mit dem Wunsch, etwas Neues zu lernen – und finden sich plötzlich in einem Prozess der Selbsterkenntnis wieder. Gute Coaching-Ausbildungen legen Wert auf beides: fachliche Kompetenz und persönliche Reifung.

5.1 Qualität im Coaching ist kein Zufall

Als Grundlage dieses Kapitels soll hier noch einmal das Dilemma des Begriffes dienen, das wir schon in der Einleitung schilderten: Während der Begriff »Coach« für viele als Symbol für persönliche Entwicklung und berufliches Wachstum steht, bleibt seine Bedeutung in Deutschland weiterhin rechtlich unscharf. Der Titel »Coach« ist nicht geschützt, wer sich »Coach« nennt, unterliegt keiner staatlichen Regelung. Das bedeutet, jede:r kann sich so nennen – unabhängig davon, ob eine fundierte Ausbildung, Supervision oder praktische Erfahrung vorliegt. Es gibt keine verpflichtenden Zertifizierungen oder normierten Qualitätskontrollen. Diese (Begriffs-)Freiheit schafft Vielfalt: vom Fitness-Coach über den Life-Coach bis zum systemischen Business-Coach. Doch gerade diese Vielfalt führt auch zu Unsicherheit: Wie lässt sich Qualität erkennen? Wer garantiert für Seriosität und fachliche Standards?

Auch gut ausgebildete Coaches stehen vor der Herausforderung, sich in einem unübersichtlichen Markt glaubwürdig zu positionieren. Der ungeschützte Begriff ermöglicht Individualität – birgt jedoch zugleich das Risiko von Intransparenz, Etikettenschwindel und Vertrauensverlust (Coaching-Magazin Online 2024). Umso bedeutsamer ist es, dass Coaches, Institute und Verbände aktiv für Transparenz und Qualität sorgen. So haben sich zahlreiche Initiativen gebildet, um Coaching als *eigenständige Profession* zu stärken und klare Standards zu etablieren. Insbesondere Coachingverbände spielen hierbei eine Schlüsselrolle. Organisationen wie der Roundtable Coaching (RTC) oder der Deutsche Bundesverband Coaching (DBVC) setzen sich für ein gemeinsames Verständnis von Qualität, Ethik und Kompetenzrahmen ein (RTC 2015). Damit zusammen hängt auch die Bestrebung, Coaching als Beruf *mit eigenem Profil* anzuerkennen – unabhängig von Beratung oder Therapie. Auch wenn sich Methoden teilweise überschneiden, betonen viele Fachverbände: Coaching ist kein Derivat anderer Disziplinen, sondern ein eigenständiges Format mit spezifischer Haltung, Zielsetzung und Methodik.

Ein entscheidender Schritt in Richtung Professionalisierung ist auch die Entwicklung von verbindlichen Ethikrichtlinien und professionellen Standards. Diese sollen Coaches Orientierung bieten – und Klient:innen Sicherheit geben. Verbände wie die International Coaching Federation (ICF o. J.), der DCV (2018) oder auch der Verband für On- und Offline-Coaching und Training (VOOCT, 2020) definieren klare Anforderungen, die sowohl fundierte Ausbildung als auch professionelle Praxis kennzeichnen.

Während jedoch einige Programme fundierte Inhalte, erfahrene Ausbilder:innen und praxisnahe Lernformate bieten, versprechen andere ein »Coach-Diplom« in wenigen Tagen – oft ohne Supervision, Feedback oder die Möglichkeit zur praktischen Anwendung. Der Roundtable Coaching empfiehlt daher einen Mindestumfang von 150 Ausbildungsstunden inklusive Theorie, Praxis, Supervision und Selbsterfahrung und einschließlich Live-Präsenz (online oder vor Ort) und selbstorganisierter Lerngruppen (RTC 2020).

Ein paar weitere und teilweise schon benannte zentrale Merkmale helfen dir, eine fundierte und professionelle Ausbildung zu erkennen:

- **Gruppengröße:** Eine Gruppengröße zwischen 12 und 30 Personen ermöglicht echtes Lernen auf Augenhöhe, begleitet durch erfahrene Lehrcoaches.
- **Praxisorientierung:** Du lernst nicht nur Theorien, sondern wendest sie an – mit echtem Feedback und professioneller Supervision.
- **Methodenvielfalt:** Gute Ausbildungen vermitteln systemische Fragetechniken, lösungsfokussiertes Arbeiten, Visualisierungsmethoden und vieles mehr – statt auf eine Methode festgelegt zu sein.
- **Ethik & Haltung:** Du reflektierst deine Verantwortung als Coach, lernst die Abgrenzung zur Therapie kennen und entwickelst deine innere Haltung weiter.

> Wichtig zu wissen: Die Zertifizierung der Ausbildung bedeutet nicht automatisch, dass du selbst als Coach nach Abschluss der Ausbildung zertifiziert bist – dafür braucht es meist weitere Nachweise und Prüfungen.

Ein weiteres Qualitätsmerkmal: die Expertise der Ausbilder:innen. Coaches, die selbst in der Praxis stehen, bringen nicht nur Inhalte, sondern auch Haltung, Erfahrung und Authentizität in den Raum. Sie verkörpern, was sie vermitteln. Coaching kann viel bewirken – aber nur, wenn es verantwortungsvoll ausgeübt wird. In einem unregulierten Markt braucht es deshalb klare Orientierung: für Klient:innen ebenso wie für Coaches. Professionalisierung bedeutet nicht Vereinheitlichung, sondern Verbindlichkeit.

5.2 Life-Coach, Business-Coach oder einfach ... Coach?

Manche Anbieter unterscheiden zwischen einer Ausbildung zum »Business-Coach« und einer zum »Life-Coach« – oft mit der Begründung, dass die Anwendungsfelder völlig unterschiedlich seien. Wir sehen das anders.

Warum? Weil Coaching immer den ganzen Menschen in den Blick nimmt, sowohl den »Business«- als auch den »Life«-Menschen. Eine Führungskraft, die ins Coaching kommt, stellt vielleicht fest, dass private Konflikte ihre berufliche Performance beeinflussen. Umgekehrt kann jemand, der mit einem persönlichen Thema ins Coaching geht, feststellen, dass es auch Auswirkungen auf seine berufliche Rolle hat. Soll ein »Business-Coach« dann sagen: »Tut mir leid, das ist jetzt ein privates Thema – dafür bin ich nicht zuständig«? Diese Trennung ist daher meist eher ein Marketinginstrument als ein fachlich notwendiger Unterschied. Eine fundierte Coaching-Ausbildung macht dich in beiden Feldern professionell handlungsfähig. Gute Coaches erkennen Wechselwirkungen und begleiten Menschen in beiden Lebensbereichen. Die Kontexte mögen sich unterscheiden, aber die Grundkompetenzen bleiben gleich: systemisches Denken, wertschätzende Gesprächsführung, Entwicklungsbegleitung.

5.3 Wo arbeiten Coaches heute und wo arbeitest du morgen?

Heute finden Coaches vielfältige Arbeitsfelder – je nach persönlichem Schwerpunkt, Kontext und Zielgruppe:

- **Führungskräfte- und Business-Coaching:** Unterstützung bei Entscheidungen, Kommunikation, Rollenklärung und Veränderung.
- **Gesundheits- und Resilienz-Coaching:** Stärkung im Umgang mit Stress, Überforderung und Belastung – kein Therapieersatz, aber wirkungsvoll präventiv.
- **Coaching in der beruflichen Integration:** Begleitung von Menschen in beruflichen Umbruchphasen – oft im Auftrag von Jobcentern, Arbeitsagenturen oder Bildungsträgern bei Wiedereinstieg, Neuorientierung oder Qualifizierung.

- **Agiles Coaching & New Work:** Unterstützung von Teams und Organisationen im Wandel – bei Selbstorganisation, Kulturveränderung und moderner Führung.

Nicht alle, die eine Coaching-Ausbildung machen, möchten allerdings hauptberuflich coachen. Viele nutzen Coaching-Kompetenzen, um ihre bestehende Tätigkeit bewusster, wirksamer und menschlicher zu gestalten: Yoga-Lehrer:innen, Trainer:innen, Therapeut:innen, Berater:innen oder Führungskräfte, tiergestützte Coaches, Pädagog:innen oder Menschen in sozialen Berufen. Was sie verbindet: Überall dort, wo Beziehung, Veränderung und Entwicklung eine Rolle spielen, kann Coaching eine sinnvolle Ergänzung sein. Wenn du spürst, dass Coaching mehr für dich ist als nur ein interessantes Konzept – wenn du den Wunsch hast, Menschen professionell und wirksam zu begleiten –, dann könnte eine Coaching-Ausbildung genau der richtige nächste Schritt sein. Und falls du schon mitten in der Ausbildung bist: Nutze die nächsten Fragen als Gelegenheit zur Selbstreflexion – zur Standortbestimmung auf deinem ganz persönlichen Weg zum Coach. Frage dich:

- *Was ist meine Motivation?*
- *Was möchte ich damit bewirken?*
- *Welche Ausbildung passt zu mir – fachlich und menschlich?*

Nimm dir Zeit, diese Fragen zu beantworten. Recherchiere, sprich mit Coaches, frage nach ihren Erfahrungen. Und wenn sich ein leises »Ja« in dir regt (oder lauter wird, als es schon ist), dann hör genau hin. Denn manchmal beginnt ein neuer Weg mit einer stillen, aber klaren Entscheidung: *»Ich will Menschen begleiten – auf Augenhöhe, mit Herz und Verstand.«*

Zur dezidierteren Reflexion hier eine erweiterte Checkliste:

Selbstreflexion: Bin ich bereit für den Beruf Coach?

- [ ] Habe ich eine echte Leidenschaft dafür, Menschen in ihrer Entwicklung zu begleiten?
- [ ] Bin ich bereit, meine eigene Haltung und Glaubenssätze zu reflektieren?
- [ ] Verstehe ich Coaching als prozessbegleitend und lösungsorientiert – nicht als Beratungs- oder Therapieersatz?
- [ ] Kann ich gut mit Unsicherheiten umgehen und meinem Gegenüber Raum für eigene Lösungen geben?
- [ ] Bin ich offen dafür, mit anderen Coaches in Peer-Coaching-Formaten zu üben?

Qualitätsmerkmale einer seriösen Coaching-Ausbildung

- [ ] Die Ausbildung umfasst mindestens 150 Stunden sowie 30–40 Peergroup-Stunden für Reflexion, Intervision, Übung und Vertiefung. Außerdem stimmt die Aufteilung zwischen Theorie, Praxis und Selbsterfahrung.
- [ ] Das Institut arbeitet nach den Qualitätsstandards z. B. des Roundtable Coaching (RTC) und ist von einem Coaching-Verband zertifiziert.
- [ ] Die Ausbildung vermittelt Coaching-Methoden, ethische Grundlagen und professionelle Haltung.
- [ ] Es gibt regelmäßige Supervisionen und viele Praxisübungen.
- [ ] Die Lehrcoaches haben eigene Coaching-Erfahrung und eine fundierte Ausbildung.

Red Flags: Warnsignale bei der Wahl einer Ausbildung

- Die Ausbildung dauert nur wenige Tage oder ein Wochenende.
- Es gibt keinen Praxisanteil oder keine Supervision.
- Die Trainer:innen haben selbst keine seriöse Coaching-Ausbildung oder Erfahrung.
- Die Ausbildung verspricht schnelles Geld oder »geheime Methoden«, um Menschen zu »verändern«.
- Es gibt keine klare Abgrenzung zu Therapie oder Beratung.

- [x] **Verbandliche Zertifizierung: Was bedeutet sie wirklich?**
- [ ] **Zertifizierte Ausbildung ≠ zertifizierter Coach!** Nach der Ausbildung ist eine eigene Zertifizierung erforderlich.
- [ ] Coaching-Verbände wie ICF, DBVC oder VOOCT bieten strukturierte Zertifizierungsprozesse.

- [x] **Nach der Ausbildung: Der Einstieg in den Coaching-Beruf**
- [ ] Bin ich bereit, mich regelmäßig weiterzubilden und zu supervidieren?
- [ ] Habe ich eine Strategie, wie ich meine ersten Klient:innen gewinne?
- [ ] Bin ich mir bewusst, dass es Zeit braucht, um als Coach erfolgreich zu werden?
- [ ] Möchte ich mich als Vollzeit-Coach selbstständig machen oder Coaching als Zusatzkompetenz nutzen?
- [ ] Habe ich ein stabiles Coaching-Netzwerk, das mir bei Fragen hilft und mich professionell unterstützt?

6 Zukunft des Coachings – Trends und Perspektiven

So vielfältig wie die Themen sind, mit denen Coachees in Coachings kommen, so dynamisch entwickelt sich auch das Coaching selbst weiter. Technologische Innovationen, veränderte Arbeitswelten, gesellschaftlicher Wertewandel – all das fordert Coaches heraus, ihre Rolle immer wieder neu zu justieren. Was heute noch als innovativ gilt, kann morgen schon zum Standard gehören. Und was vor wenigen Jahren noch undenkbar war – etwa ein ganzes Coaching rein virtuell durchzuführen –, ist inzwischen in vielen Kontexten zur gelebten Praxis geworden. Dieses Kapitel wagt einen Blick nach vorn: Welche Entwicklungen zeichnen sich schon heute ab? Welche Trends werden das Coaching in den kommenden Jahren prägen – und worauf sollten sich Coaches als auch Klient:innen einstellen?

6.1 Digitalisierung und neue Unternehmensorganisation

Als 2020 die Welt pandemiebedingt innehalten musste, verlagerte sich das Coaching plötzlich und flächendeckend in den digitalen Raum. Was zunächst wie eine Notlösung wirkte, entpuppte sich als Chance: Digitales Coaching hat sich nicht nur durchgesetzt, sondern wurde in vielen Bereichen sogar bevorzugt. Für viele Klient:innen bedeutet es mehr Flexibilität, geringere Hürden und einen vertrauten Raum – das eigene Zuhause, in dem der Schutz der eigenen vier Wände sogar mehr Offenheit generieren kann. Der pandemiebedingte Übergang zu Online-Coaching verlief demnach erfolgreich und viele Coaches und Klient:innen sahen die Vorteile in der digitalen Arbeitsweise – vorausgesetzt, Coach und Coachee bauen eine stabile Beziehung auf und der Prozess ist gut strukturiert (Tewald/Garr/Grant 2023). Coaches der Zukunft müssen beides beherrschen: das feine Gespür für Zwischentöne im digitalen Raum ebenso wie den bewussten Einsatz von Präsenz, Raum und Materialien in der persönlichen Begegnung. Eine fundierte Coaching-Ausbildung sollte daher auch vermitteln, wie digitale Beziehungsgestaltung funktioniert – inklusive der Fähigkeit, mit technischen Störungen gelassen und professionell umzugehen.

Sowohl auf Seiten der Coaches, als auch auf Seiten der Klient:innen gibt es durchaus Menschen, die physische Präsenz, das geteilte Schweigen im Raum oder die spontane Arbeit mit Gegenständen oder Materialien vermissen.

In diesem Kontext entscheiden sich immer mehr Coaches für hybride Formate, und damit für das Beste aus beiden Welten. Hybrides Coaching kombiniert persönliche Begegnungen mit digitalen Sitzungen – und passt sich damit flexibel den Bedürfnissen der Klient:innen an. So trifft sich bspw. eine Führungskraft zu Beginn eines Coachings zweimal persönlich mit ihrem Coach, wechselt dann in ein Online-Format und beendet den Prozess mit einem Abschlusstreffen im Büro. Diese Kombination bietet Nähe, Vertrautheit und gleichzeitig maximale Flexibilität.

6.2 Künstliche Intelligenz im Coaching – ein Werkzeug, kein Ersatz

Auch wenn der Gedanke an »Coaching durch Maschinen« für viele befremdlich klingt – KI hat längst Einzug gehalten. Nicht, um Coaches zu ersetzen, sondern um sie zu unterstützen. Beispiele aus der Praxis zeigen, wie KI sinnvoll eingebettet werden kann: Eine Coach nutzt ein Tool, das Gesprächsanteile, Fragearten und Gesprächsstruktur anonymisiert analysiert – und erhält daraus Hinweise für ihre methodische Weiterentwicklung. Oder ein Coachee führt ein digitales Tagebuch, das mithilfe von KI neutrale Reflexionsfragen stellt, aber keine Bewertungen vornimmt.

Zulässig bleiben Tools auch mit Hinblick auf Sprachanalysen, die Sprachrhythmus oder Tonalität auswerten – sofern sie professionell und datenschutzkonform eingesetzt werden. Auch kann KI hilfreich sein, um Muster in Fragen oder Gesprächsdynamiken sichtbar zu machen, oder um digitale Coaching-Tagebücher zu erstellen/verwalten, die individuelle Reflexionsimpulse auf Basis früherer Einträge vorschlagen. Doch KI kann eben nicht das Zusammenspiel von Beziehung, Erfahrung und Intuition kompensieren, vor allem in emotional herausfordernden Situationen. Ein empathischer Coach spürt feine Zwischentöne, reagiert auf Körpersprache, baut Vertrauen auf und gestaltet den Raum für echte Begegnung. All das bleibt – auch in einer digitalen Zukunft – zutiefst menschlich. Transparenz, Datenhoheit und menschliche Aufsicht sind entscheidende ethische Prinzipien im Umgang mit KI (Deutscher Ethikrat 2023). Auch gesetzliche Rahmenbedingungen wie der AI Act der EU setzen hier klare Grenzen – etwa beim Verbot automatisierter Emotionserkennung im Berufsleben.[9]

6.3 Virtual Reality: Die Zukunft in greifbarer Nähe?

Noch steht VR-Coaching am Anfang – doch die Potenziale sind enorm. In virtuellen Umgebungen können Coachees komplexe Systeme aufstellen, neue Perspektiven einnehmen (so fördert VR-gestütztes Lernen durch die erlebten Perspektivwechsel oft eine tiefere Reflexion (PwC 2020)[10]) oder Entscheidungswege durchspielen.

Natürlich hat diese Technologie auch ihre Grenzen: Hohe Kosten, technische Hürden und begrenzte Akzeptanz bremsen bislang den flächendeckenden Einsatz. Und nicht jeder Coachee fühlt sich in einer virtuellen Welt wohl.

---

9 Verordnung (EU) 2024/1689 des Europäischen Parlaments und des Rates vom 13. Juni 2024 zur Festlegung harmonisierter Vorschriften für künstliche Intelligenz (KI-Gesetz), Art. 5 Abs. 1 lit. f. ABl. L 2024/1689 vom 12.07.2024.

10 Die methodologischen Grundlagen der PwC-Studie werden allerdings in der Fachliteratur auch kritisch diskutiert.

Trotzdem: Wer VR gezielt einsetzt – mit Fingerspitzengefühl und klarem Ziel –, kann neue Erfahrungsräume erschließen. Nicht als Spielerei, sondern als bewusst gewähltes Lernfeld, nicht als Ersatz für Beziehung, sondern als Erweiterung von Möglichkeiten. Gerade für visuell oder räumlich denkende Menschen kann VR-Coaching überraschend wirkungsvoll sein.

6.4 New Work: Neue Begleitung in neuen Arbeitswelten

Kaum ein Begriff hat die Debatte über Arbeitswelten so geprägt wie »New Work«. Gemeint sind damit nicht nur Homeoffice und flexible Arbeitszeiten, sondern ein tiefgreifender Wandel hin zu Sinnorientierung, Selbstverantwortung und partizipativer Führung. Konzepte wie VUKA (Volatilität, Unsicherheit, Komplexität, Ambiguität) und BANI (Brüchigkeit, Angst, Nichtlinearität, Inkomprehensibilität) beschreiben, mit welch neuem Fokus Unternehmen heute agieren (Cascio 2020).

Coaching spielt in dieser Transformation eine zentrale Rolle. Unternehmen, die sich auf den Weg machen, ihre Kultur zu verändern, brauchen begleitende Reflexionsräume – für ihre Führungskräfte, ihre Teams und für den strukturellen Wandel selbst. Coaching kann hier Orientierung bieten – nicht durch Kontrolle, sondern durch kluge Fragen und Raum zur Selbstklärung. Da sind Coaches gefragt, die nicht nur Einzelpersonen begleiten, sondern auch systemisch denken und Organisationen in ihrer Gesamtheit verstehen.

Ein Beispiel: Ein Unternehmen verabschiedet sich von klassischen Hierarchien und setzt auf selbstorganisierte Teams. Die ersten Monate sind chaotisch – Rollen sind unklar, Entscheidungen verzögern sich. Eine New-Work-Coach hilft, Prozesse zu klären, Kommunikation zu strukturieren und Vertrauen aufzubauen. Hier geht es nicht um Methodenvermittlung, sondern um Haltungsarbeit – gemeinsam, über alle Ebenen hinweg.

7 Mit der Taschenlampe durch das Dickicht: Für Coaching-Klient:innen

7.1 Wegweiser für Privatpersonen

Wie finde ich einen guten Coach?

Vielleicht denkst du jetzt: Moment mal – habe ich das nicht schon mal gelesen? Stimmt. Denn wir haben bereits beschrieben, woran man eine gute Coach erkennt. Aber jetzt geht es um dich. Um deine Suche, deine Entscheidung, deine Fragen. Was vorher eher theoretisch klang, wird jetzt ganz konkret: Wie findest du für dich die Coach, die wirklich zu dir passt?

Da lohnt sich der erneute Blick in den bereits präsentierten »Coaching-Dschungel«: Stell dir vor, du möchtest ein Instrument lernen. Vielleicht hast du schon lange davon geträumt, Klavier zu spielen. Du beginnst zu suchen – und plötzlich siehst du überall Angebote. Ein Wochenendkurs verspricht, dass du in nur zwei Tagen ein Konzert geben kannst. Eine Online-Plattform lockt mit unbegrenztem Zugang zu Tutorials. Und dann gibt es da noch die erfahrene Musikpädagogin, die seit 20 Jahren unterrichtet, aber darauf hinweist, dass es Übung, Geduld und Reflexion braucht, um wirklich spielen zu lernen. Wem würdest du vertrauen? Und übersetzt: Wie erkennst du eine gute Coach?

Ein entscheidender Hinweis, den wir gar nicht oft genug wiederholen können: Seriöse Coaches erzeugen *keine künstliche Abhängigkeit*. Ein gutes Coaching setzt darauf, dass die Coachee bereits alles in sich trägt, um das eigene Anliegen während einer *kurzfristigen Begleitung*, in der der *Coaching-Prozess transparent* gemacht wird, zu lösen. Die Coach hilft nur dabei, diesen inneren Schatz freizulegen – nicht durch Masterpläne, sondern durch kluge Fragen und neue Perspektiven. Das bedeutet: Coaching muss nicht in Paketen verkauft werden. Manche Coaches bieten langfristige Begleitungen mit einer festen Anzahl an Sitzungen an. Doch das entspricht nicht dem systemischen Ansatz, denn oft reicht *eine einzige Sitzung*, um den entscheidenden Impuls zu setzen. Ein guter Coach stellt zudem auch *keine Diagnose* und hat auch *keine fertige Lösung* in der Schublade. Stattdessen führt er oder sie dich durch einen Prozess, indem die richtigen Fragen gestellt werden – manchmal überraschend, manchmal unbequem, aber immer so, dass sie dein Denken erweitern. Ganz offensichtlich zeigt sich eine Coaching-Kompetenz letztlich daran, ob die ausgewählte Person eine *fundierte, anerkannte Coaching-Ausbildung* absolviert hat.

Kehren wir den Fokus auf die »Must-haves« um, hin zu den »Don'ts«, meint das: Meide

- übertriebene Versprechungen: »In nur einer Sitzung verändere ich dein gesamtes Leben!«
- finanziellen Druck: »Wenn du jetzt nicht investierst, wirst du nie erfolgreich sein!«
- fixierte Zuschreibungen: »Ich weiß genau, was dein Problem ist.«
- zweifelhafte Qualifikation: »Ich habe selbst viele Krisen überwunden – das reicht.«; jemand, der selbst eine Krise gemeistert hat, bringt wichtige Erfahrungen mit, macht aber noch keine professionelle Coach aus. Professionelles Coaching bedeutet, nicht von sich selbst auf andere zu schließen. Es geht nicht darum zu sagen »Was mir geholfen hat, hilft dir bestimmt auch«, sondern darum, offen zu bleiben – für die ganz eigene Welt des Gegenübers. Dafür braucht es fundiertes Wissen über Prozesse, Kommunikation und psychologische Dynamiken, Methodenkompetenz (also das Handwerkszeug, das zielgerichtet und reflektiert eingesetzt wird) und vor allem die Fähigkeit zur Selbstreflexion.

Wenn du im Gespräch mit einem Coach das Gefühl bekommst, dass da etwas nicht passt, vertraue deinem Bauchgefühl. Eine gute Coach wird nie versuchen, dich zu etwas zu überreden, sondern dir Entscheidungsspielräume lassen. Das ist nicht nur professionell, sondern auch ein Zeichen von echtem Respekt.

Coaching, Mentoring, Training – Was passt zu meinem Anliegen?

Nicht jedes Anliegen braucht ein Coaching – und nicht jede Begleitung *ist* Coaching. Deshalb lohnt sich ein kurzer Blick auf die Unterschiede: Was genau brauchst du – und was passt zu deiner Situation?

Coaching ist besonders sinnvoll, wenn du eigene Lösungen entwickeln willst. Die Coach hilft dir, neue Perspektiven zu gewinnen, Muster zu erkennen und Entscheidungsräume zu erweitern – ohne dir zu sagen, *wie* du etwas tun sollst.

Mentoring bedeutet, dass dich jemand mit mehr Erfahrung in Bezug auf eine bestimmte Branche, Rolle oder Lebensphase gezielt begleitet. Mentor:innen teilen ihr Wissen, geben Einblicke und helfen bei der Navigation durch ein bekanntes Terrain. Das kann gerade in Umbruchphasen sehr unterstützend sein.

Training ist die richtige Wahl, wenn es um das Erlernen konkreter Fähigkeiten geht – etwa Präsentation, Führungstechniken oder Kommunikation. Trainer:innen vermitteln Inhalte, zeigen Strukturen auf und unterstützen beim Üben.

Supervision richtet sich meist an Fachleute, die mit Menschen arbeiten – etwa in sozialen, pädagogischen oder therapeutischen Berufen. Es geht um Reflexion der eigenen Rolle, um blinde Flecken, Teamdynamiken und berufliche Belastungen.

Beratung bietet konkrete Empfehlungen – etwa bei Organisationsentwicklung, Karrierefragen oder Entscheidungsprozessen. Berater:innen analysieren, strukturieren, geben Hinweise. Im Unterschied zum Coaching liefern sie aktiv Inhalte.

Und weil es uns so wichtig ist, hier noch einmal eine konkrete Checkliste:

Was willst du wirklich?

- ☐ Habe ich für mich geklärt, worum es mir im Coaching gehen soll?
- ☐ Passt Coaching überhaupt zu meinem Anliegen – oder wäre vielleicht Therapie, Supervision oder Beratung hilfreicher?
- ☐ Bin ich bereit, mich aktiv einzubringen und an meinen Lösungen mitzuarbeiten?

Woran erkenne ich Professionalität?

- ☐ Hat der Coach eine fundierte, zertifizierte Ausbildung bei einem anerkannten Institut?
- ☐ Gehört die Coach einem Verband an (z. B. DBVC, ICF, VOOCT)?
- ☐ Kommuniziert er oder sie offen über Ethik, Methoden und Arbeitsweise?
- ☐ Arbeitet der Coach lösungsorientiert und begleitet Prozesse, statt einfache Antworten zu geben?
- ☐ Nutzt die Coach erprobte, professionelle Methoden – statt nur auf persönliche Erfahrungen zu setzen?
- ☐ Nimmt der Coach regelmäßig an Supervision und Weiterbildungen teil?

Vorsicht bei diesen Warnsignalen

- Es werden schnelle Wunder versprochen.
- Ausbildung, Ethik oder Methoden bleiben vage oder intransparent.
- Es wird versucht, dir teure Coaching-Pakete aufzudrängen – ohne individuelle Anpassung.
- Der Coach rät dir von ärztlicher oder therapeutischer Hilfe ab.
- Es entsteht ein Gefühl von Abhängigkeit – emotional oder finanziell.

Das Erstgespräch als Entscheidungshilfe

- ☐ Gibt es eine klare und ehrliche Kommunikation über Kosten, Ablauf und Erwartungen?
- ☐ Fühle ich mich auf Augenhöhe gesehen und ernst genommen?
- ☐ Höre ich mich selbst mehr reden als die Coach?
- ☐ Spüre ich Vertrauen – aber auch professionelle Distanz?

Selbstcoaching

Vielleicht kennst du das: Ein Thema beschäftigt dich, kreist in deinem Kopf, und du wünschst dir jemanden, der dir die richtigen Fragen stellt – so wie es eine gute Coach tun würde. Aber was, wenn gerade keine Coach zur Hand ist? Oder wenn du dich erst einmal selbst sortieren möchtest, bevor du ein Coaching beginnst? Dann lohnt sich ein Blick auf das, was Selbstcoaching eigentlich meint: die Fähigkeit, dich selbst zu begleiten. Innezuhalten. Neugierig auf dich selbst zu schauen und mit ehrlichen, offenen Fragen neue Perspektiven zu entdecken. Selbstcoaching ist keine Notlösung – sondern eine kraftvolle Möglichkeit, deine Selbstwahrnehmung zu schärfen und deine eigene Handlungsfähigkeit zu stärken. Und das Beste daran: Du kannst jederzeit damit beginnen. Aber wie?

Ein guter Startpunkt sind einfache Fragen – nicht die großen, schwergewichtigen Lebensfragen, sondern solche, die dir erlauben, mit einem klaren Blick auf das zu schauen, was gerade ist. Fragen, die Orientierung geben. Fragen, die deine Aufmerksamkeit vom Problem zur Möglichkeit lenken.

Hier ein paar bewährte Einstiegsfragen:
- Was genau beschäftigt mich gerade?
- Was möchte ich stattdessen erleben?
- Woran würde ich merken, dass sich etwas verändert hat?
- Was kann ich heute tun, um einen ersten Schritt zu gehen?
- Welche meiner Stärken habe ich in ähnlichen Situationen schon genutzt?
- Wer oder was könnte mich unterstützen?

Diese Fragen bringen dich in einen Dialog mit dir selbst. Und genau das ist der Kern von Selbstcoaching: Du beginnst, dir selbst zuzuhören. Nicht nur dem Lärm im Kopf, sondern auch den leiseren Stimmen darunter – deiner Intuition, deinen Werten, deinen ungehörten Bedürfnissen.

Gehen wir doch noch einen Schritt weiter und bringen Coaching-Impulse in deinen Alltag.

Finde dein *Wofür*

Vielleicht hast du dich schon einmal gefragt: *»Wofür stehe ich morgens eigentlich auf?«* Oder: *»Was ist der Sinn meines Tuns – über Alltag und Beruf hinaus?«* Genau hier setzt die Arbeit an deinem persönlichen »Wofür« an. Wenn du dieses kennst, wird vieles in deinem Leben klarer. Entscheidungen fallen leichter, Herausforderungen verlieren ihren Schrecken – weil du weißt, wofür du antrittst. Weil du einen inneren Kompass hast. Das hier beschriebene Vorgehen basiert direkt auf den methodischen Schritten aus dem Buch »Finde dein Warum« von Sinek, Mead und Docker (2018) – ergänzt um unsere eigenen Erfahrungen aus der Coachingpraxis.

Dein *Wofür* kannst du nicht im Internet recherchieren oder von anderen übernehmen – es liegt in dir. Genauer gesagt: in den prägenden Erfahrungen deines Lebens. Deshalb ist der erste Schritt, deine persönliche Lebensgeschichte zu erkunden. Suche drei bis fünf konkrete Erlebnisse, die dich besonders berührt, verändert oder inspiriert haben. Das können positive oder auch schmerzhafte Erfahrungen sein – wichtig ist nur, dass sie dich tief geprägt haben. Stell dir dabei Fragen wie:

- Wann habe ich mich besonders lebendig gefühlt?
- Welche Menschen haben mich maßgeblich beeinflusst – und warum?
- Was war eine Situation, in der ich über mich hinausgewachsen bin?
- Welche Erfahrung hat mir gezeigt, was mir wirklich wichtig ist im Leben?

Erzähle diese Geschichten – am besten laut, am besten einer vertrauten Person. Beim Erzählen wirst du merken, welche Themen, Werte oder Motive sich wiederholen. Das sind erste Hinweise auf dein *Wofür*.

Wenn du deine Geschichten erzählt und reflektiert hast, notiere dir:

- Was hat dich jeweils motiviert oder angetrieben?
- Welche Haltung oder Überzeugung zeigt sich immer wieder?
- Wann hast du anderen Menschen etwas gegeben – und was genau?
- Was war die Wirkung deines Handelns auf andere?

Aus diesen Puzzleteilen formt sich nach und nach dein persönliches *Wofür*. Es ist meist ein Satz, der so aufgebaut ist:

»*Dein Beitrag* … damit … *die Wirkung*.«

Zum Beispiel:

»Ich stärke Menschen, damit sie selbstbestimmt und mutig durchs Leben gehen und die Welt so zu einem harmonischeren Ort wird.«

Dieser Satz muss nicht perfekt sein – es ist ein Anfang. Lass ihn auf dich wirken, nimm ihn mit in deinen Alltag, überarbeite ihn, wenn nötig. Wichtig ist nur: Er soll sich richtig anfühlen. Wahr. Echt. Deins.

Das GROWTH-Modell – Ziele klären, Möglichkeiten entdecken

Manchmal ist der Kopf voller Gedanken, aber es fehlt ein klarer nächster Schritt. Genau hier kann eine einfache Struktur helfen, um Ordnung ins Denken zu bringen – ohne dass man gleich eine Coach braucht. Eine der bekanntesten Methoden dafür ist das sogenannte GROW-Modell, entwickelt vom ehemaligen Rennfahrer und Coaching-Pionier Sir John Whitmore (2009).

Der Name GROW ist ein Akronym für vier Phasen, die dabei helfen, systematisch ein Anliegen zu durchdenken:

Goal – Was ist mein Ziel?
Reality – Wo stehe ich gerade?
Options – Welche Möglichkeiten habe ich?
Will – Was will ich konkret tun?

Diese vier Fragen können erstaunlich viel in Bewegung setzen – vor allem, wenn sie nicht nur oberflächlich beantwortet, sondern mit etwas Zeit und innerer Ruhe durchdacht werden.

Nehmen wir ein Beispiel: Du bist unzufrieden in deinem Job, weißt aber nicht genau, ob du kündigen, bleiben oder etwas ganz anderes tun sollst. Das GROW-Modell kann dir helfen, eine Entscheidung zu klären – nicht, indem es dir die Antwort vorgibt, sondern indem es den Denkraum dafür öffnet.

- Was genau möchtest du erreichen (Goal)?
- Wie ist deine Situation gerade – fachlich, emotional, organisatorisch (Reality)?
- Welche Möglichkeiten hast du – realistische wie verrückte (Options)?
- Und wozu bist du jetzt bereit – ganz konkret (Will)?

In manchen Coaching-Kontexten wird das Modell noch erweitert[11] – dann spricht man vom »GROWTH-Modell«. Es ergänzt zwei weitere Schritte:

Time frame – Bis wann willst du deine Entscheidung umsetzen?

Help – Welche Unterstützung brauchst du dabei?

Gerade im Selbstcoaching kann diese Ergänzung hilfreich sein, um nicht nur im Denken zu bleiben, sondern wirklich in die Umsetzung zu kommen.

Lösungen statt Probleme – Selbstcoaching mit dem lösungsfokussierten Blick

Kennst du das Gefühl, dich im Kreis zu drehen? Immer wieder das gleiche Problem zu wälzen – ohne einen Schritt weiterzukommen? Genau hier setzt der bereits angesprochene lösungsfokussierte Ansatz von Steve de Shazer und Insoo Kim Berg an: Es ist oft hilfreicher, sich auf das zu konzentrieren, was schon funktioniert, als auf das, was fehlt.[12] Auch im Selbstcoaching lässt sich dieser Blick trainieren. Statt zu fragen: *»Warum ist das so schwierig?«*, kannst du dir eine andere Frage stellen: *»Wann war es schon mal ein kleines bisschen besser – und was genau war da anders?«* Diese scheinbar einfache Umdeutung

11 Diese Erweiterung zu GROWTH mit »Time frame« und »Help« stammt aus der Coachingpraxis und wird nicht einheitlich verwendet.

12 Die lösungsfokussierte Methode wurde maßgeblich geprägt durch Steve de Shazer und Insoo Kim Berg am Brief Family Therapy Center in Milwaukee. Grundlegendes Werk: de Shazer, S. (1988): Clues – Investigating Solutions in Brief Therapy. New York.

bewirkt oft mehr als langes Grübeln. Denn sie lenkt deine Aufmerksamkeit auf Ausnahmen, auf Ressourcen, auf vorhandene Fähigkeiten. Und plötzlich ist da wieder Bewegung im Denken.

Hier ein paar Fragen, die du dir selbst stellen kannst – am besten schriftlich, in einem ruhigen Moment:

- *Was funktioniert in dieser Situation bereits – trotz allem?*
- *Welche kleinen Veränderungen würden einen spürbaren Unterschied machen?*
- *Was würde ich tun, wenn ich sicher wäre, dass es funktionieren kann?*
- *Wie würde ich mich verhalten, wenn das Problem gelöst wäre – und was hindert mich, es schon heute zu tun?*

Solche Fragen holen dich raus aus dem Mangeldenken und hinein in eine Haltung der Gestaltung. Du bist nicht mehr das Opfer deiner Umstände, sondern entdeckst wieder deine Wirksamkeit. Das ist vielleicht keine Zauberei – aber manchmal fühlt es sich ein bisschen so an.

Feedback an dich selbst mit der Gewaltfreien Kommunikation

Manchmal sind wir selbst unsere härtesten Kritiker:innen. *»Typisch, das hast du wieder vermasselt …«, »Warum kriege ich das nie hin …«* – solche inneren Kommentare schleichen sich schneller ein, als uns lieb ist. Doch genau hier lohnt sich ein Innehalten. Was wäre, wenn du anders mit dir sprichst? Mit mehr Empathie, mehr Klarheit – und weniger Urteil? Die Gewaltfreie Kommunikation (GFK), entwickelt von Marshall B. Rosenberg, ist nicht nur ein Modell für gelingende Gespräche mit anderen. Sie kann auch ein kraftvolles Werkzeug im Selbstcoaching sein. Denn sie hilft uns, uns selbst mit mehr Klarheit, Empathie und Selbstrespekt zu begegnen – gerade dann, wenn's schwierig wird (Rosenberg 2016). Die Grundidee: Wenn wir beobachten, was ist – ohne es gleich zu bewerten –, entsteht Raum für echte Selbsterkenntnis. Und wenn wir ehrlich spüren, was wir fühlen und brauchen, fällt es leichter, gute Entscheidungen für uns selbst zu treffen.

Im Selbstcoaching kann das so aussehen:

1. **Beobachtung** – Was genau ist passiert, ohne Interpretation?
   »Ich habe das Meeting zum dritten Mal abgesagt.«
2. **Gefühl** – Was empfinde ich dabei – ehrlich und ohne Schuldzuschreibung?
   »Ich empfinde Bedauern und Erschöpfung.«
3. **Bedürfnis** – Welches Bedürfnis steckt dahinter?
   »Ich sehne mich nach Ruhe – aber auch danach, verlässlich zu sein.«
4. **Bitte an dich selbst** – Was könntest du jetzt tun, um gut für dich zu sorgen?
   »Ich nehme mir heute bewusst eine Pause – und morgen spreche ich offen mit meinem Team.«

So entsteht ein innerer Dialog, der nicht auf Vorwürfen basiert, sondern auf Verbindung, der dich handlungsfähig macht, ohne dich vorher selbst klein zu machen. Du wirst dir selbst zur Verbündeten statt zur Richterin.

Mit inneren Bildern arbeiten – Wie Visualisierung dir Klarheit bringt

Kennst du das Gefühl: Du hast alle Argumente durchdacht, Pro und Contra abgewogen, mit Freund:innen gesprochen – und trotzdem bleibt ein vages Unbehagen, ein diffuses Zögern? In solchen Momenten kann Visualisierung im Selbstcoaching eine Brücke schlagen. Zwischen Kopf und Bauch. Zwischen Argument und Intuition. Denn unser Gehirn liebt Bilder. Es verarbeitet visuelle Eindrücke schneller und tiefer als Worte. Wenn wir uns Situationen vorstellen – lebendig, mit inneren Bildern und Emotionen, aktivieren wir nicht nur unsere Vorstellungskraft, sondern auch unbewusst gespeichertes Erfahrungswissen. Plötzlich tauchen Klarheit, Impulse oder sogar Entscheidungen auf, die sich vorher nicht greifen ließen.

Ein einfaches Beispiel:

Du stehst vor einer beruflichen Entscheidung. Bleiben oder wechseln? Sicherheit oder Neuanfang? Dann tu doch mal so, als ob du dich bereits entschieden hättest. Nimm dir Zeit, geh innerlich in diese Vorstellung hinein: *»Stell dir vor, du wachst in einem halben Jahr auf – und du hast dich für Option A entschieden. Wie sieht dein Tag aus? Wie kommst du zur Arbeit, was begegnet dir, wie fühlst du dich?«* Und dann: *»Stell dir dasselbe mit Option B vor.«* Oft spürst du beim Durchleben dieser inneren Szenen schnell, was sich stimmiger, freier oder leichter anfühlt – selbst wenn der Kopf noch zögert.

Eine weitere bewährte Methode ist der sogenannte »Entscheidungsweg«:

Du stellst dir vor, du gehst auf einem Weg. Nach ein paar Schritten gabelt er sich – links führt er zu Entscheidung A, rechts zu Entscheidung B. Welcher Weg fühlt sich weiter an? Heller? Lebendiger? Wo zieht es dich intuitiv hin?

Solche Techniken stammen aus der Praxis des NLP (Neuro-Linguistisches Programmieren) und haben sich längst auch im systemischen Coaching etabliert – nicht als Methode zur Manipulation, sondern zur Selbstklärung. Denn ein inneres Bild kann oft mehr sagen als tausend rationale Gedanken. Und: Diese Bilder müssen nicht logisch sein. Es geht nicht darum, ob sie objektiv oder realistisch sind – sondern darum, was sie in dir auslösen. Welche Resonanz sie erzeugen. Welche Richtung sie zeigen.

Visualisierung ist also kein »Trick«, sondern ein Zugang zu etwas Tieferem: zu deinem inneren Wissen. Es war die ganze Zeit da – und beginnt, sich zu zeigen, sobald du es einlädst.

7.2 Wegweiser für Unternehmen

Wir wiederholen: Wenn Unternehmen Coaching einsetzen, dann nicht länger nur als exklusives Führungskräfteinstrument, sondern als gezielten Hebel, um Mitarbeitende in ihrer Weiterentwicklung voranzubringen und eine zukunftsfähige Unternehmenskultur zu gestalten, die sich bestenfalls auch zielgerichteter mit Herausforderungen wie Fachkräftemangel, Digitalisierung, Wertewandel und New-Work-Konzepten auseinandersetzen kann. Eine zentrale Frage für Unternehmen lautet dann: Sollen wir eigene Coaches im Haus etablieren oder mit externen Expert:innen arbeiten? Beide Wege haben gute Gründe.

Externe Coaches bringen frischen Wind. Sie kommen mit einem unabhängigen Blick, frei von internen Strukturen und Rollenerwartungen. Gerade bei sensiblen Themen (Fusionen, Konflikten etc.), in Veränderungsprozessen oder auf der obersten Führungsebene (Führungskräfteentwicklung) ist das ein Vorteil.

Interne Coaches wirken von innen heraus. Sie sind im Unternehmen angestellt, oft in der Personalentwicklung verankert, kennen die Kultur und Werte und stehen regelmäßig zur Verfügung. Das schafft Vertrauen, Nähe und Kontinuität. Vor allem, wenn Coaching als Teil einer lernenden Organisation etabliert werden soll, ist ein internes Angebot sinnvoll.

Viele Unternehmen kombinieren beide Wege: Externe Coaches für frische Impulse – interne für langfristige Begleitung. So entsteht ein flexibles System, das Stabilität und Innovation verbindet.

Apropos System: Gutes Business-Coaching beinhaltet immer den schon beschriebenen systemischen Blick auf Teamdynamiken, Führungskultur, Werte, ungeschriebene Regeln. Stell dir vor: Eine Führungskraft wird ins Coaching geschickt, weil sie »zu weich« agiert. Im Gespräch zeigt sich: Sie möchte partizipativer führen, stößt aber auf eine Unternehmenskultur, die klare Ansagen erwartet. Die Coach erkennt: Nicht die Person ist das Problem, sondern das Spannungsfeld zwischen individuellem Führungsstil und organisationaler Norm. Erst durch diesen systemischen Blick wird nachhaltige Veränderung möglich.

Verschiedene Formate, verschiedene Ziele

Coaching ist im Unternehmenskontext so vielfältig wie die Organisationen selbst. Einige Formate haben sich besonders bewährt:

Executive Coaching richtet sich an C-Level-Führungskräfte, Geschäftsführer:innen und Senior-Management-Positionen. Es unterstützt sie darin, strategische Entscheidungen zu reflektieren, ihre Rolle auf oberster Führungsebene zu definieren und Veränderung verantwortungsvoll zu gestalten.

Leadership Coaching fokussiert sich auf Führungskräfte der mittleren Ebene – Teamleiter:innen, Abteilungsleiter:innen und Bereichsleiter:innen. Es hilft ihnen dabei, ihre Führungskompetenzen zu stärken, Teams erfolgreich zu entwickeln und operative Herausforderungen souverän zu bewältigen.

Team-Coaching hilft Gruppen, besser zusammenzuarbeiten, Konflikte zu klären und gemeinsame Ziele zu entwickeln – gerade in Projekten oder nach Umstrukturierungen kann das den entscheidenden Unterschied machen.

Onboarding-Coaching begleitet neue Führungskräfte oder Fachkräfte dabei, sich in ihrer Rolle zu orientieren, Beziehungen im Team aufzubauen und die Unternehmenskultur schneller zu verstehen.

Je nach Bedarf setzen manche Unternehmen auch auf **kollegiale Beratung, Mentoring-Programme** oder **Peer-Coaching**, wobei Mitarbeitende sich gegenseitig begleiten. Nicht jedes Format braucht also externe Begleitung – manchmal entsteht Entwicklung auch aus der Organisation selbst heraus.

Was Coaching in Unternehmen nicht leisten kann

Coaching kann keine schlechten Strukturen kompensieren. Unternehmen können nicht immer mehr Aufgaben auf immer weniger Schultern verteilen – und dann Coaching anbieten, damit die Mitarbeitenden »resilienter« werden. Eine gute Coach wird niemals dazu beitragen, dass sich Menschen an ungesunde Bedingungen anpassen, nur um weiter »funktionieren« zu können. Coaching darf also nicht zur Kompensation struktureller Defizite missbraucht werden. Es soll vielmehr dazu beitragen, dass Menschen und Organisationen gemeinsam tragfähige Lösungen entwickeln – in einem Klima von Vertrauen, Verantwortung und echter Veränderungsbereitschaft.

Statt eines klassischen Nachwortes

Vielleicht hast du dieses Buch in einem Rutsch gelesen. Vielleicht Stück für Stück, mit Post-its, Eselsohren und stillen Aha-Momenten. Wie auch immer du diesen Weg gegangen bist – wir hoffen, du bist dir selbst dabei ein kleines Stück nähergekommen. Wir haben dieses Buch geschrieben, weil wir an Coaching glauben. An seine Wirkung. An seine Würde. Und an die Menschen, die sich mutig auf den Weg machen – als Klient:innen oder als Coaches. Wenn es uns gelungen ist, dir Orientierung und ein paar Fragen mit auf den Weg zu geben oder einfach Lust auf mehr zu machen – dann war es das wert. Danke fürs Mitgehen. Fürs Fragen. Und fürs Weitersuchen.

Da wir alles, was uns wichtig ist, schon aufbereitet haben, finden wir es an dieser Stelle sinnvoll, statt eines klassischen Nachworts ein kleines Glossar, einen konkreten Werkzeugkasten und Fallbeispiele anzufügen. Dies soll nicht nur zum besseren Verständnis von Anwendungsmöglichkeiten (Welche Techniken helfen dabei, echte Veränderung zu begleiten? Wie kann das aussehen?) und Kontexten (Was bspw. steckt hinter Begriffen wie systemisches Fragen, Reframing oder Skalierungsmodell?) dienen, sondern allen adressierten Lesenden (Coaches in Ausbildung, Privatpersonen, Angestellten/Führungskräften in Unternehmen) schlussendlich noch einmal aufzeigen, welche Wirkungskraft systemisches Coaching entfalten kann und dass es sich lohnt, dem zu vertrauen.

Tools und Techniken

Hier sei eine Auswahl der wichtigsten Coaching-Techniken vorgestellt. Jede Methode wird praxisnah erklärt und mit einem Beispiel veranschaulicht. Dabei geht es nicht darum, starre Werkzeuge abzuarbeiten, sondern flexibel die Technik zu wählen, die im jeweiligen Moment am wirksamsten ist. Über allem steht das kommunikationsstrategische Dach des Pacens, Rapports und Leadings, um Vertrauen aufzubauen. Diese Technik stammt ursprünglich aus dem NLP, wird aber heute in vielen Coaching-Ansätzen genutzt. Sie beschreibt einen dreistufigen Prozess:

1. **Pacen:** sich dem Gegenüber anpassen, um ein Gefühl von Sicherheit und Vertrautheit zu erzeugen.
2. **Rapport:** eine echte wechselseitige Beziehung, eine Verbindung im Hier und Jetzt entsteht.
3. **Leading:** Impulse setzen und neue Denk- oder Handlungsmöglichkeiten eröffnen – aber erst, wenn Rapport da ist.

Was kann alles »gepacet« werden?

- Körpersprache: Haltung, Gestik, Mimik
- Stimme: Lautstärke, Tempo, Tonlage
- Sprache: Satzbau, Ausdrucksweise, Begriffe
- Atemrhythmus: besonders in ruhigen, intensiven Phasen hilfreich

> **Anwendungsbeispiel:**
> Ein Coachee spricht sehr ruhig, macht lange Pausen, wirkt nachdenklich. Ein Coach, der sich darauf einlässt (ebenfalls ruhig spricht, ähnliche Pausen setzt), erzeugt ein Gefühl von Sicherheit und Verständnis.
>
> Nach einer Weile entsteht ein spürbarer Rapport – der Coachee öffnet sich mehr. Erst jetzt beginnt der Coach, kleine Impulse zu geben: »Darf ich dir eine etwas ungewöhnliche Frage stellen?« oder: »Was würde passieren, wenn du die Situation einmal aus Sicht deiner Kollegin betrachtest?«

Nutzen:
Pacen, Rapport und Leading fördern eine Beziehung auf Augenhöhe, in der Veränderung möglich wird. Statt mit Druck, Argumenten oder Tipps zu arbeiten, nutzt die Coach die Qualität der Beziehung als

Weg zur Entwicklung. Denn: Coachees folgen weniger der Coach – sie folgen dem Gefühl, dass sie verstanden werden. Und aus diesem Gefühl heraus entsteht der Mut, sich selbst ehrlich zu begegnen und neue Schritte zu wagen.

Fragetechniken

Offene vs. geschlossene Fragen – Die Grundlage gezielter Gesprächsführung

Offene und geschlossene Fragen bilden das Fundament professioneller Gesprächsführung im Coaching.

Offene Fragen beginnen mit W-Wörtern (Was? Wie? Wann? Wo?) und laden zur Reflexion ein:

> »Wie erlebst du die aktuelle Situation?«
> »Was ist dir dabei wichtig?«
> »Woran merkst du, dass sich etwas verändert hat?«

Geschlossene Fragen können mit Ja/Nein beantwortet werden und klären Fakten:

> »Hast du das schon einmal versucht?«
> »Ist das Ziel für dich realistisch?«

Nutzen:
Offene Fragen fördern Selbstreflexion und Erkenntnisgewinn, geschlossene Fragen schaffen Klarheit und fokussieren.

Skalierungsfragen

> **Anwendungsbeispiel:**
> Coach: »Auf einer Skala von 0 bis 10 – wobei 0 bedeutet, du bist maximal weit vom Ziel entfernt, und 10 bedeutet, du hast das Ziel erreicht – wo stehst du aktuell?«

Coachee: »Bei einer 5.«
Coach: »Und was genau hat dazu beigetragen, dass du heute schon auf einer 5 bist und nicht bei 0 startest?«

Nutzen:
Skalierungsfragen fördern Selbstreflexion und helfen, realistische nächste Schritte zu definieren.

Die Wunderfrage

Die klassische Formulierung lautet:

»Stell dir vor, über Nacht geschieht ein Wunder, und dein Problem ist gelöst. Doch du weißt nicht, dass dieses Wunder passiert ist. Woran würdest du am nächsten Morgen als Erstes merken, dass sich etwas verändert hat?« Diese Frage lädt den Coachee dazu ein, sich mit einer Welt auseinanderzusetzen, in der das Problem bereits verschwunden ist – ein Perspektivwechsel, der oft unerwartete Lösungswege eröffnet.

Typische Folgefragen:
Um die Vorstellung zu vertiefen und konkret nutzbar zu machen, kann die Coach weiterfragen:

- »Was genau ist jetzt anders?« (Verhalten, Gedanken, Emotionen)
- »Was tust du an diesem Morgen anders als sonst?«
- »Wie reagieren deine Mitmenschen darauf?«
- »Welche kleinen Veränderungen kannst du schon heute umsetzen?«

Anwendungsbeispiel:
Coachee: »Ich habe immer das Gefühl, nicht ernst genommen zu werden.«
Coach: »Stell dir vor, über Nacht passiert ein Wunder, und du wirst von allen respektiert. Woran würdest du das als Erstes merken?«

> Coachee: »Ich würde mich selbstbewusster fühlen, meine Meinung direkt aussprechen und erwarten, dass sie gehört wird.«
> Coach: »Was wäre ein kleiner erster Schritt, den du bereits heute tun kannst, um deine Meinung auszusprechen?«

Nutzen:
Die Wunderfrage hilft Coachees, sich aus problemfixierten Denkmustern zu lösen und eine lösungsorientierte Zukunft zu entwickeln. Sie macht deutlich, dass die Veränderung oft nicht von außen kommen muss, sondern in der eigenen Haltung und den eigenen Handlungen liegt.

Lösungsfokussierte Fragen

> **Anwendungsbeispiele:**
> »Wann war das Problem weniger präsent oder gar nicht da?«
> »Was läuft bereits gut in dieser Situation?«
> »Was ist das Kleinste, was sich ändern müsste?«
> »Was wäre ein erster kleiner Schritt in die gewünschte Richtung?«

Nutzen:
Lösungsfokussierte Fragen verschieben den Fokus vom Problemraum in den Lösungsraum und machen bereits funktionierende Ansätze sichtbar.

Hypothetische Fragen

> **Anwendungsbeispiel:**
> Coach: »Angenommen, du hättest unbegrenzte Ressourcen und keine Einschränkungen – wie würdest du die Situation lösen?«

Nutzen:
Diese Technik bricht eingefahrene Denkmuster auf und eröffnet neue Handlungsspielräume.

Ressourcenfragen

> **Anwendungsbeispiele:**
> »Wann hast du schon mal eine ähnliche Herausforderung gemeistert?«
> »Welche Stärken haben dir dabei geholfen?«
> »Was läuft bereits gut in dieser Situation?«

Nutzen:
Ressourcenfragen lenken den Fokus auf vorhandene Kompetenzen und Erfolgsstrategien, sie stärken das Selbstvertrauen des Coachees.

Zirkuläre Fragen

> **Anwendungsbeispiele:**
> »Wenn dein Partner hier wäre, was würde er zu dieser Situation sagen?«
> »Wie würde dein Team reagieren, wenn du diese Veränderung umsetzt?«

Nutzen:
Zirkuläre Fragen bringen andere Perspektiven ins Spiel und erweitern den Blickwinkel, sie decken blinde Flecken auf.

Verschlimmerungsfragen

> **Anwendungsbeispiel:**
> Coach: »Was müsstest du tun, damit die Situation noch schwieriger wird?«

Nutzen:
Diese paradoxe Interventionstechnik macht unbewusste, problemverstärkende Verhaltensweisen sichtbar.

Prozessfragen

> **Anwendungsbeispiele:**
> »Was denkst du gerade?«
> »Wie geht es dir mit meiner Frage?«
> »Was spürst du, wenn du daran denkst?«

Nutzen:
Durch das Thematisieren des gegenwärtigen Erlebens im Coaching-Gespräch fördern Prozessfragen Achtsamkeit und emotionale Bewusstheit im Coaching-Prozess.

Sprachmodelle

Das Metamodell der Sprache – Präzisere Kommunikation

Das Metamodell der Sprache ist eine Sammlung gezielter Fragen, die dazu dienen, unpräzise, verkürzte oder verallgemeinerte Aussagen zu hinterfragen und auf ihre tiefere Bedeutung hin zu untersuchen. Entwickelt wurde es im Kontext des NLP (Neuro-Linguistisches Programmieren) in den 1970er-Jahren, insbesondere von Richard Bandler und John Grinder. Es basiert auf der Unterscheidung zwischen Oberflächenstruktur und Tiefenstruktur der Sprache, die auf die Arbeiten von Noam Chomsky zurückgeht.

Oberflächen- vs. Tiefenstruktur der Sprache

Jeder Mensch macht Erfahrungen, die reich an Details, Emotionen und Sinneseindrücken sind – dies bildet die Tiefenstruktur unserer Sprache. Doch wenn wir über unsere Erfahrungen sprechen, filtern wir automatisch Informationen heraus und reduzieren sie auf eine für den Kommunikationskontext relevante Form – das ist die Oberflächenstruktur.

Beispiel:
Tiefenstruktur: *»Ich hatte heute Morgen eine lange Besprechung mit meiner Chefin, in der sie mir positives Feedback gegeben hat, aber auch zwei Punkte angesprochen hat, an denen ich mich noch verbessern kann. Das Gespräch hat mich motiviert, weil ich gemerkt habe, dass meine Arbeit geschätzt wird.«*

Oberflächenstruktur: *»Meine Chefin ist zufrieden mit mir.«*
Die Details, die zur vollständigen Bedeutung beitragen, gehen verloren – und genau hier setzt das Metamodell der Sprache an.

Drei Hauptfilter: Tilgung, Generalisierung, Verzerrung
Beim Übergang von der Tiefen- zur Oberflächenstruktur nutzen wir verschiedene Filter. Diese können in drei Hauptkategorien unterteilt werden.

1. Tilgung –
Das bewusste oder unbewusste Weglassen von Informationen
Beim Tilgen lassen wir bestimmte Informationen aus, sei es absichtlich oder unbewusst. Dies geschieht, weil wir im Alltag nicht ständig jede Erfahrung in all ihren Facetten wiedergeben können.

Beispiel:
Aussage: *»Ich bin gestresst.«* In Coaching-Gesprächen hilft es, solche Aussagen gezielt zu hinterfragen, um eine detailliertere Wahrnehmung der Situation zu ermöglichen: *»Wodurch genau fühlst du dich gestresst? Wann tritt dieses Gefühl auf? Gibt es auch Momente, in denen du dich nicht gestresst fühlst?«*

2. Generalisierung –
Das Übertragen einer Erfahrung auf viele oder alle Fälle
Bei Generalisierungen leiten wir aus einzelnen Erlebnissen eine allgemeingültige Regel ab – oft ohne zu prüfen, ob diese Regel tatsächlich universell gilt.

Beispiel:
Aussage: *»Ich schaffe sowas nie.«*
Hinterfragen: *»Wirklich nie? Welche Situation gab es, in der es doch funktioniert hat? Was wäre, wenn du einfach mal so tust, als ob du es könntest?«*

Typische Wörter, die auf eine Generalisierung hindeuten, sind »immer«, »nie«, »alle«, »niemand«, »keine«, »jeder«.

3. Verzerrung –
Das Verändern oder Umdeuten von Zusammenhängen
Verzerrungen entstehen, wenn Menschen kausale Zusammenhänge herstellen, die nicht unbedingt existieren, oder wenn sie die Bedeutung von Ereignissen subjektiv interpretieren.

Beispiel:
Aussage: *»Mein Chef schaut mich immer so streng an – er hält nichts von mir.«*
Hinterfragen: *»Gibt es andere mögliche Erklärungen für seinen Gesichtsausdruck? Hat er schon einmal direkt gesagt, dass er nichts von dir hält?«*

Durch gezielte Fragen können Coaches Coachees helfen, alternative Perspektiven einzunehmen.

Systemische Interventionen

Reframing – Probleme aus neuer Perspektive sehen

> **Anwendungsbeispiel:**
> Coachee: »Ich bin viel zu stur.«
> Coach: »Wann war denn das letzte Mal, dass diese Sturheit dir tatsächlich geholfen hat?«
> Coachee: »Hmm … eigentlich bei dem Projekt im Frühjahr. Alle anderen wollten aufgeben, aber ich bin drangeblieben – und am Ende haben wir's doch noch geschafft.«

> Coach: »Was genau hat dich da dranbleiben lassen?«
> Coachee: »Ich war einfach überzeugt, dass es funktionieren kann. Ich wollte nicht loslassen.«
> Coach: »Und wenn du dir diese Eigenschaft jetzt mal wohlwollend anschaust – wie würdest du sie dann nennen?«
> Coachee: »... vielleicht Beharrlichkeit? Oder Durchhaltevermögen?«

Nutzen:
Reframing hilft Coachees, sich selbst mit neuen Augen zu sehen. Indem belastende Zuschreibungen in einen positiven oder konstruktiven Kontext gerückt werden, entstehen neue Denk- und Handlungsspielräume. Die Methode wirkt entlastend, stärkt die Selbstakzeptanz und eröffnet motivierende Alternativen zum bisherigen Problemfokus.

Systemische Aufstellungen

Systemische Aufstellungen sind eine Methode, um Beziehungsmuster, Spannungen oder unbewusste Wechselwirkungen in einem sozialen System sicht- und bearbeitbar zu machen. Ganz kreativ kann man *mit allem aufstellen*: mit Figuren, Spielsteinen oder Kaffeetassen. Ebenso kann *alles aufgestellt werden*: ein Team, die eigenen Stärken oder Ressourcen etc.

> **Anwendungsbeispiel:**
> Ein Coachee stellt mithilfe von Figuren die aktuelle Beziehung zu seinen Teammitgliedern auf. Dabei fällt auf, dass eine wichtige Ressource – ein loyaler Kollege – weit entfernt platziert wurde. Im Gespräch zeigt sich, dass der Coachee sich seit einem Konflikt unbewusst zurückgezogen hat. Die Visualisierung löst eine Reflexion aus: Wie könnte wieder Nähe entstehen? Welche Klärung wäre notwendig?

Nutzen:
Systemische Aufstellungen wirken stark über das Bildhafte und Körperliche. Sie helfen bspw. durch Bodenanker, Stühle, Figuren oder Symbole, unbewusste Muster zu erkennen, festgefahrene Konstellationen zu hinterfragen und emotionale Resonanz auf der Metaebene zu erzeugen. Besonders hilfreich ist die Methode, wenn Worte fehlen oder der Coachee selbst »den Wald vor lauter Bäumen« nicht mehr sieht.

Inneres Team (Schulz von Thun)

Jeder Mensch trägt verschiedene innere Stimmen, Haltungen oder Bedürfnisse in sich – etwa den Antreiber, den Kritiker, das verletzliche Ich oder den Idealisten. Wenn diese »inneren Mitglieder« uneins sind, kommt es zu inneren Spannungen, Entscheidungsblockaden oder Grübelschleifen.

> **Anwendungsbeispiel:**
> Coach: »Welche inneren Stimmen melden sich bei dieser Entscheidung?«
> Coachee: »Der Sicherheitsliebende sagt: Bleib, es ist ein sicherer Job. Aber mein Abenteurer will endlich was Neues wagen.«
> Coach: »Welche weiteren Stimmen könnten sich zeigen, wenn du dir erlaubst, beide Positionen ernst zu nehmen?«

Nutzen:
Die Arbeit mit dem Inneren Team ermöglicht emotionale Entlastung, Klarheit und Entscheidungsfähigkeit. Statt sich zwischen scheinbar unvereinbaren Optionen zu zerreißen, lernt der Coachee, alle Anteile zu hören und ihre Anliegen zu integrieren. Das fördert Selbstkontakt, Selbstakzeptanz – und am Ende auch stimmige Entscheidungen.

Paradoxe Interventionen

Bei der paradoxen Intervention (ein Beispiel dafür sind auch die Verschlimmerungsfragen) wird ein scheinbar widersinniger Impuls gegeben, der den Coachee auffordert, sein Problemverhalten zu übertreiben oder zu verstärken – etwa noch perfektionistischer, noch konfliktscheuer oder noch entscheidungsunfreudiger zu sein.

> **Anwendungsbeispiel:**
> Coachee: »Ich bin so perfektionistisch, dass ich nie mit etwas zufrieden bin.«
> Coach: »Was würde denn passieren, wenn du bei deinem nächsten Bericht bewusst versuchst, ihn noch perfekter zu machen? Sagen wir: drei zusätzliche Überarbeitungsschleifen, alle Formulierungen nochmal auf Nuancen prüfen?«
> Coachee: (stockt) »Dann … würde ich ihn wahrscheinlich nie abgeben. Und ehrlich gesagt – die letzten beiden Schleifen haben auch fast nichts mehr verbessert.«
> Coach: »Fast nichts?«
> Coachee: »Na ja, ich hab zweimal ein Komma versetzt. Das hat keiner gemerkt außer mir.«
> Coach: »Und was wäre der Preis gewesen, wenn du nach der ersten Überarbeitung abgegeben hättest?«
> Coachee: (denkt nach) »Vermutlich … gar keiner. Ich hätte drei Stunden gespart und das Ergebnis wäre trotzdem gut gewesen.«

Nutzen:
Paradoxe Interventionen wirken vor allem über Humor, Irritation und emotionale Distanz zum Problem. Sie helfen, eingefahrene Muster zu lockern und Raum für neue Denkweisen zu schaffen. Wichtig ist dabei eine vertrauensvolle Beziehung – und eine respektvolle, wohlwollende Haltung des Coaches, damit die Intervention nicht zynisch wirkt.

Tetralemma

Das Tetralemma stammt ursprünglich aus der altindischen Logik und wurde von Insa Sparrer und Matthias Varga von Kibéd in den systemischen Kontext übertragen[13].

Das Tetralemma bietet fünf Perspektiven:

1. das Eine
2. das Andere
3. beides
4. keines von beidem
5. eine völlig neue, bislang undenkbare Lösung (»all dies nicht – und selbst das nicht«)

> **Anwendungsbeispiel:**
> Ein Coachee überlegt, ob er seinen sicheren, aber unbefriedigenden Job kündigen oder bleiben soll. Beim Durchschreiten der fünf Positionen erkennt er, dass nicht nur »gehen oder bleiben« infrage kommen: Vielleicht kann er innerhalb des Unternehmens neue Aufgaben übernehmen (3). Oder er reduziert die Stelle und beginnt nebenbei etwas Neues (5).

Nutzen:
Das Tetralemma erweitert den Blick, wenn der Coachee zwischen zwei Optionen hin- und hergerissen ist, die als Gegensätze festzustehen scheinen. Es macht deutlich: Zwischen Schwarz und Weiß liegt ein weites Spektrum an Zwischentönen. Gerade in komplexen oder emotionalen Entscheidungssituationen kann das Modell dabei helfen, Blockaden zu lösen und überraschende Lösungen zu entdecken.

---

13 https://syst.info/de/ueber-uns (20.11.2025).

Visualisierungstechniken

Visualisierung im Coaching meint das Sichtbarmachen von inneren Prozessen – sei es durch Bilder, Symbole, Zeichnungen oder einfache Skizzen.

> **Anwendungsbeispiel:**
> Coach: »Stell dir vor, dass dein aktuelles Thema ein Bild wäre – wie sähe es aus? Nimm dir Papier und Stifte und male auf, wie es sich für dich gerade darstellt!«
> Coachee: (malt und sagt dann) »Es sieht aus wie ein Labyrinth. Ich glaube, ich stecke genau in diesen Sackgassen.«
> Coach: »Und wie sähe ein möglicher Ausweg aus diesem Labyrinth aus?«

Nutzen:
Bilder sprechen das Unbewusste an und können komplexe Situationen intuitiv erfassbar machen. Gerade bei diffusen Themen oder emotionalen Blockaden helfen sie, neue Perspektiven zu entwickeln. Durch das »So-tun-als-ob« entsteht ein kreativer Zugang zur Lösung.

Arbeit mit Bodenankern

Bodenanker sind Karten, Zettel oder Symbole, die auf dem Boden ausgelegt werden, um Positionen, Perspektiven oder zeitliche Abfolgen darzustellen.

> **Anwendungsbeispiel:**
> Ein Coachee stellt mit Bodenankern die Stationen eines Veränderungsprozesses dar: Ausgangspunkt – Hindernis – neue Möglichkeit – Ziel. Indem er die Stationen abschreitet, spürt er, wie nah oder fern bestimmte Themen erlebt werden.

Nutzen:
Durch die körperliche Bewegung entstehen oft neue Einsichten. Die Arbeit mit Bodenankern eignet sich besonders gut für visuelle oder kinästhetische Typen und unterstützt systemische Fragen im Raum.

Arbeit mit Symbolen und Gegenständen

Viele Coaches nutzen Steine, Figuren, Seile oder Alltagsgegenstände, um innere Anteile, Rollen oder Beziehungskonstellationen darzustellen.

> **Anwendungsbeispiel:**
> Coach: »Wähle ein Symbol für dich selbst, eines für deinen Chef und eines für deine Rolle im Projekt.«
> Die Aufstellung zeigt auf einmal: Der »Chef« steht sehr nah, der eigene Symbolstein ganz außen. Das löst sofort ein Gefühl von Überforderung aus – und die Bereitschaft, neue Positionierungen auszuprobieren.

Nutzen:
Das Arbeiten mit Gegenständen hilft, Komplexität zu reduzieren und innere Klarheit zu schaffen. Besonders bei Beziehungsthemen oder unbewussten Dynamiken kann diese Methode sehr wirksam sein.

Perspektivwechsel

Was würde eine andere Person, ein früheres Ich oder ein Zukunfts-Ich zu diesem Thema sagen?

> **Anwendungsbeispiel:**
> Coach: »Was würde dein 80-jähriges Ich dir zu dieser Entscheidung raten?«
> Oder: »Was würde deine beste Freundin dazu sagen?«
> Oder: »Wie würdest du das Thema sehen, wenn du morgen frei entscheiden könntest, ohne Rücksicht auf andere?«

Nutzen:
Der Perspektivwechsel löst emotionale Verstrickungen und regt kognitive Flexibilität an. Er eignet sich besonders bei festgefahrenen Denk- oder Entscheidungssituationen.

Drei Fallbeispiele – Einblicke in die Praxis

Theorien erklären viel. Aber manchmal braucht es eine Geschichte, um zu begreifen, was Coaching bewirken kann. Im Folgenden erzählen wir drei wahre Begebenheiten – selbstverständlich anonymisiert und gekürzt –, die zeigen, wie unterschiedlich Coaching aussehen kann.

1. Der Perspektivwechsel

Katharina, 42 Jahre alt, ist Teamleiterin in einem mittelständischen Unternehmen. Sie kommt ins Coaching mit dem Gefühl: *»Ich funktioniere nur noch. Ich bin müde, gereizt und innerlich leer.«* Ihre To-do-Liste ist endlos, ihre Tage sind durchgetaktet. Loslassen erscheint ihr undenkbar: *»Wenn ich nicht alles im Blick habe, bricht alles zusammen.«*

Im Coaching werden zwei innere Stimmen hörbar: die Antreiberin *(»Du musst stark sein!«)* und die Zweiflerin *(»Du schaffst das alles nicht mehr.«).* Gemeinsam mit dem Coach gibt Katharina ihnen Gestalt – zwei Figuren im inneren Dialog. Als sie beide gegenüberstellt, hält sie inne, lächelt und fragt leise: *»Ich höre die Extreme. Aber wo ist eigentlich meine Mitte geblieben?«*

Dieser Moment verändert etwas. Katharina beginnt, Aufgaben bewusst abzugeben – nicht aus Schwäche, sondern aus Klarheit. Sie entdeckt eine neue Rolle: weniger Getriebene – mehr Gestalterin ihres eigenen Taktgefühls.

Was half? Nicht der Ratschlag, sondern Resonanz. Nicht ein Konzept, sondern ein inneres Bild, das sie selbst entdeckte.

2. Die Kraft der Stille

Jonas ist 55 und vor Kurzem in den Ruhestand gegangen. Nach einer langen Karriere als Geschäftsführer fällt er in ein Gefühl der Leere: *»Ich bin irgendwie abgemeldet vom Leben.«* Er spricht viel über Stationen, Erfolge, Entscheidungen. Aber es klingt wie ein Lebenslauf – nicht wie ein Leben.

Der Coach lässt viel Raum. Lange Pausen entstehen. Und dann fällt von Jonas ein stiller, bedeutsamer Satz: *»Ich rede, um nicht zu spüren, was fehlt.«*

Das Gespräch verändert sich. Jonas beginnt, langsamer zu sprechen. Erinnert sich an prägende Situationen und Erlebnisse, Fragmente aus seinem Leben. Am Ende steht kein konkreter Plan – aber ein Bild: ein leerer Raum mit einem Fenster. *»Ich will nicht gleich alles füllen. Ich will erst einmal sehen, was kommt.«*

Was half? Kein schneller Rat, sondern ein Raum zum Innehalten. Jonas musste sich nicht erklären – nur spüren. Und das veränderte seine Haltung: vom Funktionieren zum Erleben.

3. Die scheinbar einfache Entscheidung

Mara ist 29 und steht vor dem Berufseinstieg. Zwei Jobangebote liegen auf dem Tisch: eine Agentur mit Prestige und Tempo – oder eine NGO (Nichtregierungsorganisation) mit Sinn, aber wenig Sicherheit. *»Ich brauche eine Entscheidung. Jetzt!«*

Im Coaching sortiert Mara Argumente, prüft Werte, visualisiert Zukunftsszenarien. Doch innerlich bleibt sie unruhig. Schließlich sagt sie: *»Ich will gar keine Entscheidung. Ich will das Gefühl, dass ich mich entscheiden könnte. Ich fühle mich fremdbestimmt.«*

Damit verändert sich der Fokus. Es geht nicht mehr um »richtig« oder »falsch« – sondern darum, wieder in Kontakt mit sich selbst zu kommen. Zwei Wochen später meldet sich Mara: Sie hat sich entschieden. Für die NGO. *»Nicht, weil sie objektiv besser ist. Sondern weil sie sich anfühlt wie mein nächster, stimmiger Schritt.«*

Was half? Nicht das Sortieren der Optionen, sondern die Rückverbindung mit sich selbst. Die Lösung kam nicht vom Kopf – sondern aus dem Inneren.

Die wichtigsten Begriffe und Modelle im Coaching

Abgrenzungskompetenz
Die Fähigkeit, eigene Grenzen wahrzunehmen, zu kommunizieren und im Kontakt mit anderen zu wahren. Im Coaching wichtig für Coachees, die sich im beruflichen oder privaten Umfeld überfordert fühlen – und ebenso für Coaches, um eine professionelle Beziehungsgestaltung zu sichern.

Aktives Zuhören
Eine gute Coach hört nicht nur zu, sondern signalisiert durch gezielte Rückfragen, Paraphrasieren und Resonanz, dass sie das Gesagte wirklich verstanden hat. So entsteht eine vertrauensvolle Gesprächsatmosphäre, in der Coachees sich öffnen können.

Allparteilichkeit
Allparteilichkeit bedeutet, dass die Coach sich nicht auf die Seite einer einzelnen Person oder Perspektive stellt, sondern allen Beteiligten mit der gleichen Offenheit und Wertschätzung begegnet. Dies ist besonders im Team-Coaching oder in Konfliktsituationen essenziell.

Ambiguitätstoleranz
Die Fähigkeit, Mehrdeutigkeit, Unsicherheit oder widersprüchliche Informationen auszuhalten. In Coaching-Prozessen hilfreich, um komplexe Situationen auszuhalten, ohne vorschnell nach eindeutigen Lösungen zu greifen.

Auftragsklärung
Ein zentrales Element zu Beginn jedes Coaching-Prozesses. Coach und Coachee klären gemeinsam Anliegen, Zielrichtung, Rahmenbedingungen und Erwartungen. Eine saubere Auftragsklärung schafft Orientierung und beugt Missverständnissen vor.

Autopoiesis
Ein Begriff aus der Systemtheorie, der beschreibt, dass lebendige Systeme sich selbst organisieren und erhalten. Im Coaching bedeutet das: Klientinnen gestalten ihre Wirklichkeit selbst – die Coach kann keine Veränderung »machen«, sondern nur Anstöße geben.

Change-Kompetenz/Veränderungskompetenz
Die Fähigkeit, mit Veränderungen konstruktiv umzugehen. Dazu gehört, Wandel nicht nur zu erdulden, sondern aktiv mitzugestalten. Im Coaching wird diese Kompetenz oft durch Reflexion, Reframing und konkrete Handlungsplanung gestärkt.

Co-Creation/Co-Kreation
Coaching ist kein Einbahnstraßenprozess – Coach und Coachee gestalten den Prozess gemeinsam. Co-Kreation meint, dass beide Seiten aktiv an der Lösungsfindung beteiligt sind. Die Coach bringt Methoden und Fragen ein, der Coachee liefert Inhalte und Entscheidungen.

Embodiment
Die Verbindung von Körper und Psyche spielt auch im Coaching eine Rolle. Körperhaltung, Atmung und Bewegung beeinflussen, wie wir denken und fühlen – und umgekehrt. Coaches nutzen Embodiment z. B. über Haltungsveränderung, Aufstellungen oder »Tu-mal-so-als-ob«-Techniken.

Emotionale Intelligenz
Die Fähigkeit, eigene Gefühle und die anderer wahrzunehmen, zu verstehen und angemessen zu regulieren. Im Coaching hilft emotionale Intelligenz, Beziehungsqualität zu gestalten und Veränderungen ganzheitlich zu verankern.

Entwicklungslust
Ein Begriff, der die Freude und Neugier an persönlichem Wachstum beschreibt – jenseits von Optimierungsdruck. Coaching stärkt Entwicklungslust, indem es Coachees dazu einlädt, sich selbst mit wohlwollender Neugier zu begegnen.

Glaubenssätze
Unbewusste Überzeugungen, die unser Denken und Handeln steuern – z. B. »Ich bin nicht gut genug.« Coaching hilft, solche inneren Muster zu erkennen, zu hinterfragen und durch neue, hilfreichere Überzeugungen zu ersetzen.

Humanistisches Menschenbild
Grundlage vieler Coaching-Ansätze, die davon ausgeht, dass Menschen fähig und motiviert sind, sich selbst zu entwickeln und ihre Potenziale zu entfalten.

Intuition
Die Fähigkeit, stimmige Impulse und Eindrücke aus dem Moment heraus wahrzunehmen und nutzbar zu machen. Intuition ergänzt Fachwissen – sie entsteht durch Erfahrung, Offenheit und die Fähigkeit, feine Resonanzen wahrzunehmen.

Irritation (als Einladung)
Im Coaching kann Irritation ein wichtiger Impulsgeber sein: Wenn ein Coachee auf eine Frage ungewohnt oder überrascht reagiert, eröffnet das oft neue Perspektiven. Coaches nutzen Irritation bewusst, um Reflexion und Veränderung anzustoßen.

Kontextsensibilität
Die Fähigkeit, Situationen im jeweiligen sozialen, kulturellen oder organisationalen Zusammenhang zu betrachten. Coaching wirkt nicht im luftleeren Raum – eine systemisch arbeitende Coach fragt immer: »In welchem Kontext zeigt sich dieses Verhalten?«

Konstruktivismus
Es gibt nicht die eine Wahrheit, sondern so viele Wirklichkeiten wie Menschen. Coaching basiert auf der Annahme, dass Menschen ihre Welt subjektiv konstruieren – und diese Konstruktionen auch verändern können.

Lösungsorientierung
Der Fokus im Coaching liegt nicht auf dem Problem, sondern auf der Frage: »Was funktioniert (schon)? Was wäre ein nächster Schritt?« Ziel ist nicht Analyse, sondern Aktivierung.

Metaphernarbeit
Bilder wirken oft stärker als Worte. Coaches nutzen Metaphern, um komplexe Situationen greifbar zu machen – z. B. »Ich stecke im Nebel«, »Ich bin auf einem schmalen Grat«. Gute Metaphern eröffnen emotionale Zugänge und neue Handlungsräume.

Narrative Methoden
Jeder Mensch erzählt sich Geschichten über sich selbst. Coaching nutzt diese inneren Narrative und lädt dazu ein, sie zu überdenken, umzuschreiben oder zu erweitern. So entstehen neue Möglichkeiten der Selbstwahrnehmung und Veränderung.

Reflexionskompetenz
Die Fähigkeit, eigenes Denken, Fühlen und Handeln bewusst wahrzunehmen und zu hinterfragen. Coaching stärkt diese Kompetenz durch gezielte Fragen, Perspektivwechsel und Methoden der Selbstbeobachtung.

Resonanz
Im Coaching beschreibt Resonanz das feine Mitschwingen zwischen Coach und Coachee. Resonanz entsteht, wenn echtes Interesse, Präsenz und ein achtsamer Kontakt da sind – sie ist Grundlage für Vertrauen und Entwicklung.

Ressourcenaktivierung
Menschen haben oft mehr Fähigkeiten, als sie glauben. Coaching hilft, vorhandene Ressourcen (Erfahrungen, Kompetenzen, Netzwerke) zu erkennen und für Veränderungsprozesse zu nutzen.

Selbstwirksamkeit
Der Glaube daran, dass man selbst etwas bewirken kann. Coaching stärkt dieses Gefühl durch Erfolgserlebnisse, Empowerment und durch das Erleben von Eigenverantwortung.

Stille
Nicht jedes Gespräch braucht sofort eine Antwort. Stille kann ein kraftvoller Moment der Selbstwahrnehmung sein. Eine Coach, die Stille zulassen kann, ermöglicht der Coachee, eigene innere Impulse wahrzunehmen.

Systemisches Denken
Versteht Verhalten nicht isoliert, sondern im Beziehungsgeflecht – etwa innerhalb eines Teams, einer Familie oder Organisation. Coaching fragt: »Wie beeinflussen sich die Teile gegenseitig?« und »Was erhält das System (unbewusst) aufrecht?«

Wertorientierung
Werte sind individuelle Kompassnadeln. Coaching hilft, diese Werte zu klären und Entscheidungen danach auszurichten. Besonders bei Zielkonflikten oder Neuorientierung ist der Blick auf Werte entscheidend.

Zielklärung (Lebensziel vs. Sitzungsziel)
Ein klar definiertes Ziel hilft, den Coaching-Prozess zu strukturieren. Dabei wird zwischen langfristigen Entwicklungszielen und konkreten Sitzungsergebnissen unterschieden.

Zirkularität (vs. Lineares Denken)
Systemisches Coaching denkt in Wechselwirkungen – nicht in einfachen Ursache-Wirkung-Ketten. Zirkularität fragt: »Wie beeinflusst A B – und B A?« Das fördert ganzheitliches Verstehen und nachhaltige Veränderung.

Literatur

Adler, A. (1924): The Practice and Theory of Individual Psychology. London.

Bachmann, T./Willermann, L. (2024): Zur Wirksamkeit von systemischem Coaching im Arbeits- und Organisationskontext – Eine Metaanalyse. In: Organisationsberatung, Supervision, Coaching 31, 563–583.

Bandura, A. (1977): Self-efficacy: Toward a unifying theory of behavioral change. Psychological Review, 84(2), 191–215.

Cascio, J. (2020): Facing the Age of Chaos. In: Medium, 29.04.2020. Abrufbar unter: https://medium.com/@cascio/facing-the-age-of-chaos-b00687b1f51d (19.11.2025).

Coaching-Magazin Online (2024). Coaching – ein rechtsfreier Raum? Abrufbar unter: https://www.coaching-magazin.de/beruf-coach/coaching-rechtsfreier-raum (19.11.2025).

Covey, S. (2018): Die 7 Wege zur Effektivität. Prinzipien für persönlichen und beruflichen Erfolg. Offenbach am Main.

Deutscher Bundesverband Coaching e. V. (DBVC) (2025): Definition Coaching. Abrufbar unter: www.dbvc.de (17.11.2025).

Deutscher Coaching Verband e. V. (DCV) (2018): Ethikrichtlinie des Deutschen Coaching Verbandes e. V. Abrufbar unter: https://coachingverband.org/wp-content/uploads/DCV-Ethikrichtlinie.pdf (19.11.2025).

Deutscher Ethikrat (2023): Mensch und Maschine – Herausforderungen durch Künstliche Intelligenz. Stellungnahme. Berlin.

von Foerster, H. (1993): Wissen und Gewissen. Berlin.

Frankl, V. (2018): ... trotzdem Ja zum Leben sagen: Ein Psychologe erlebt das Konzentrationslager. München.

Freud, S. (2009): Vorlesungen zur Einführung in die Psychoanalyse. Frankfurt am Main.

Geißler, H. (2010): Coaching. In: Arnold, R./Nolda, S./Nuissl, E. (Hrsg.). Wörterbuch Erwachsenenbildung. Bad Heilbrunn.

von Glasersfeld, E. (1997): Radikaler Konstruktivismus. Berlin.

Grant, A. M. (2001): Towards a psychology of coaching: The impact of coaching on metacognition, mental health and goal attainment. Dissertation, Macquarie University. Sydney.

Grant, A. M./O'Connor, S. A. (2010): The differential effects of solution-focused and problem-focused coaching questions: A pilot study with implications for practice. Industrial and Commercial Training, 42(2), 102–111.

Graßmann, C./Schölmerich, F./Schermuly, C. C. (2020): The relationship between working alliance and client outcomes in coaching: A meta-analysis. Human Relations, 73(1), 35–58.

Greif, S. (2021): Coaching-Forschung. In: Rauen, C. (Hrsg.): Handbuch Coaching. 4. Aufl. 247–276. Göttingen.

International Coaching Federation (ICF) (o. J.): ICF Ethical Standards in Coaching: Upholding Integrity. Abrufbar unter: https://coachingfederation.org/ethics (19.11.2025).

International Coaching Federation (ICF) (2024): Coaching Statistics: The ROI of Coaching in 2024. Abrufbar unter: https://coachingfederation.org/blog/coaching-statistics-the-roi-of-coaching-in-2024/ (19.11.2025).

International Coaching Federation (ICF)/Human Capital Institute (HCI) (2017): Building a Coaching Culture with Millennial Leaders. Abrufbar unter: https://www.barringtoncoaching.com/uploads/5/1/7/0/51701953/hci-icf-coaching-culture-millennials-2017-min.pdf (19.11.2025).

Jones, R. J./Woods, S. A./Guillaume, Y. R. (2016): The effectiveness of workplace coaching: A meta-analysis of learning and performance outcomes from coaching. Journal of Occupational and Organizational Psychology, 89(2), 249–277.

König, E./Volmer, G. (2019): Handbuch Systemisches Coaching. 3. Aufl. Weinheim/Basel.

Künzli, H. (2013): Die andere Seite von Coaching: Zu Risiken und Nebenwirkungen lesen Sie die Packungsbeilage. Coaching-Magazin Online. Abrufbar unter: https://www.coaching-magazin.de/philosophie-ethik/andere-seite-coaching (19.11.2025).

Luhmann, N. (1984): Soziale Systeme. Grundriß einer allgemeinen Theorie. Frankfurt am Main.

Oxford English Dictionary (2025): Eintrag »coach«, etymologische Herkunft. Online verfügbar unter: www.oed.com (17.11.2025).

Peláez Zuberbühler, M. J./Salanova, M./Martínez, I. M. (2021): Positive Psychology Micro-Coaching Intervention: Effects on Psychological Capital and Goal-Related Self-Efficacy. Frontiers in Psychology, 12, 566293.

Platon: Menon. In: Ders.: Sämtliche Werke, Band 3. Übersetzt von Friedrich Schleiermacher (2011). Hamburg. 119–131.

PricewaterhouseCoopers (PwC) (2020): The Effectiveness of Virtual Reality Soft Skills Training in the Enterprise. Abrufbar unter: https://www.pwc.com/us/en/services/consulting/technology/emerging-technology/assets/pwc-understanding-the-effectiveness-of-soft-skills-training-in-the-enterprise-a-study.pdf (19.11.2025).

Rauen, C. (2022): Coaching-Report 2022. Institut für Coaching und Organisationsberatung. Osnabrück. Abrufbar unter: https://www.coaching-report.de (17.11.2025).

Rauen, C. (Hrsg.) (2024): Handbuch Coaching. 4. Aufl. Göttingen.

Rogers, C. (2024): Entwicklung der Persönlichkeit. 24. Aufl. Stuttgart.

Rosenberg, M. B. (2016): Gewaltfreie Kommunikation. Eine Sprache des Lebens. Paderborn.

Roundtable Coaching (RTC) (2015): Profession: Coach – Ein Commitment des Roundtable der Coachingverbände. Abrufbar unter: https://www.roundtable-coaching.eu/wp-content/uploads/2015/03/RTC-Profession-Coach-2015-03-19-Positionspapier.pdf (19.11.2025).
Roundtable Coaching (RTC) (2020): Standards für zertifizierte Coaches der im RTC vertretenen Mitgliedsverbände. Abrufbar unter: https://www.roundtable-coaching.eu/wp-content/uploads/2023/11/RTC-Standards-2020-11-10-V202211141432LS.pdf (19.11.2025).
Satir, V. (1964): Conjoint Family Therapy. Palo Alto.
Schermuly, C. C./Graßmann, C. (2016): Die Analyse von Nebenwirkungen von Coaching für Klienten aus einer qualitativen Perspektive. Coaching Theorie & Praxis, 2, 33–47.
von Schlippe, A./Schweitzer, J. (2016): Lehrbuch der systemischen Therapie und Beratung I: Das Grundlagenwissen. Göttingen.
Schulz von Thun, F. (2000): Miteinander reden 1: Störungen und Klärungen. Allgemeine Psychologie der Kommunikation. Reinbek.
de Shazer, S. (1988): Clues – Investigating Solutions in Brief Therapy. New York.
de Shazer, S. (1994): Der Dreh: Überraschende Wendungen in lösungsorientierten Gesprächen. Heidelberg.
Sinek, S./Mead, D./Docker, P. (2018): Finde dein Warum. Der praktische Wegweiser zu deiner wahren Bestimmung. München.
Sparrer, I./Varga von Kibéd, M. (o. J.): Syst® Institut. Online unter: https://syst.info/de/ueber-uns (20.11.2025).
Tewald, S./Garr, N./Grant, A. M. (2023): The impact of COVID-19 on coaching practice: results from a global coach survey. Coaching: An International Journal of Theory, Research and Practice, 16(1), 173–189. DOI: 10.1080/17521882.2022.2161923.
Theeboom, T./Beersma, B./van Vianen, A. E. (2014a): Does coaching work? A meta-analysis on the effects of coaching on individual level outcomes in an organizational context. The Journal of Positive Psychology, 9(1), 1–18.
Theeboom, T./Beersma, B./van Vianen, A. E. (2014b): The effectiveness of workplace coaching: A meta-analysis of learning and performance outcomes. The Journal of Positive Psychology, 9(1), 1–18.
Verband für On- und Offline-Coaching und Training (VOOCT) (2020): Ethikrichtlinien. Abrufbar unter: https://www.vooct.eu/der-verband/mitgliedschaft/ (19.11.2025).
Watzlawick, P./Beavin, J. H./Jackson, D. D. (1969): Menschliche Kommunikation: Formen, Störungen, Paradoxien. Bern.
Whitmore, J. (2009): Coaching for Performance: The Principles and Practices of Coaching and Leadership. 4. Aufl. London.

Wer sich für die unterschiedlichen Schulen und Ansätze interessiert, findet hier weiterführende Literaturtipps:

Bateson, G. (1981): Ökologie des Geistes. Frankfurt a. M.
Berne, E. (1975): Spiele der Erwachsenen. Reinbek.
Freud, S. (1923): Das Ich und das Es. Wien.
Schulz von Thun, F. (2004): Miteinander reden 3: Das »Innere Team«. Reinbek.

Abbildungen

Abbildung 1: Das Kommunikationsquadrat nach Friedemann Schulz von Thun. Abrufbar unter: https://www.schulz-von-thun.de/die-modelle/das-kommunikationsquadrat (19.11.2025). Mit freundlicher Genehmigung der »Schulz von Thun Kommunikation GmbH« Hamburg.